刘从明 编著

中医经典白话图解

黄帝内经灵枢

白话图解

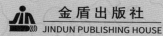
金盾出版社
JINDUN PUBLISHING HOUSE

图书在版编目（CIP）数据

黄帝内经灵枢白话图解 / 刘从明编著 . -- 北京：金盾出版社，2024.2
（中医经典白话图解）
ISBN 978-7-5186-1664-0

Ⅰ . ①黄… Ⅱ . ①刘… Ⅲ . ①《灵枢经》- 图解Ⅳ . ① R221.2-64

中国国家版本馆 CIP 数据核字 (2024) 第 030460 号

黄帝内经灵枢白话图解
HUANG DI NEI JING LING SHU BAI HUA TU JIE
刘从明　编著

出版发行：金盾出版社		开　本：710mm×1000mm　1/16	
地　　址：北京市丰台区晓月中路 29 号		印　张：15	
邮政编码：100165		字　数：150 千字	
电　　话：（010）68276683		版　次：2024 年 2 月第 1 版	
（010）68214039		印　次：2024 年 2 月第 1 次印刷	
印刷装订：河北文盛印刷有限公司		印　数：1～5 000 册	
经　　销：新华书店		定　价：66.00 元	

前 言

《黄帝内经》简称《内经》，是我国医学宝库中现存成书最早的一部医学典籍，它确立了中医学独特的理论体系，成为中医学发展的理论基础，因此历来被视为中医之祖，与《伏羲八卦》《神农本草经》并称为"上古三坟"。

《黄帝内经》由《素问》和《灵枢》两部分组成，共十八卷，各八十一篇。《灵枢》侧重于经络理论和针刺方法，是全面系统总结我国汉代以前中医学理论、经络学说和针刺技术的经典著作，为针灸学的发展奠定了坚实的基础，故又有《针经》之称。

《灵枢》是中医学最古老的理论著作之一，历来受到医家的重视，但作为几千年的一部医学作品，其文字古奥，专业术语众多，中医初学者理解吸收有较大的难度，为此，笔者特地编写了《黄帝内经灵枢白话图解》一书。

本书体例分为"名家带你读""原文""白话译文""注释+解读"四部分内容。"名家带你读"部分提炼出中心内容，便于读者对主要内容做大致的了解。"原文"部分参考了多种善本，每篇均筛选了原文中最能够体现原著精髓的内容。"白话译文"部分将原有经文翻译成现代读者容易理解的白话文，力求文字简洁、严谨易懂。"注释+解读"部分对难理解的字及有深刻内涵的经文进行字义、读音解读，力求详尽准确。为了使广大读者更好地理解这部医学经典，本书还结合生命科学、养生理论和中国传统文化，对其中的医学思想采用图解和表格的形式进行了全面、系统的诠释。

　　鉴于作者水平有限，书中可能存在疏漏、谬误、欠妥之处，恳请读者不吝提出宝贵意见，以便再版时修正。

　　　　　　　　　　　　　　　　　　　　　刘从明

目 录

九针十二原 第一

名家带你读

本篇论述了进针时的注意事项；介绍了九针的名称、形状以及用途；论述了"气至"的重要性；论述了五输穴的名称和作用；介绍了十二原穴的名称、所属及功用。

持针之道，坚者为宝 正指直刺，无针左右。神在秋毫，属意病者，审视血脉者，刺之无殆。方刺之时，必在悬阳，及与两卫。神属勿去，知病存亡。血脉者，在腧横居，视之独澄，切之独坚。

坚者为宝：针刺时要稳固有力。

悬阳：指卫气。卫气居表，属阳，固护于外，如同太阳悬挂在天空，故称悬阳。

两卫：卫气在阳，护卫肌表。脾气在阴，护卫脏腑。二者合称两卫。

视之独澄：看得很清楚。

【白话译文】

持针的方法，以紧握针柄而有力最为重要。进针时用右手拇、食、中三指夹持针具，下针要端正直刺，针体不可偏左偏右。在操作过程中，持针者精神要集中，注意针下的感觉，并留意观察患者，仔细审视血脉虚实，这样针刺就不会发生危险。将要针刺的时候，要注意患者的双目及面部神色的变化，以体察其神气的盛衰，不可稍有疏忽，从而测知疾病的好坏和转归。如果血脉横布在腧穴周围，看起来很清楚，用手按切也感到坚实，针刺时就应该避开它。

持针的方法

二指持针

用右手拇、示二指指腹执持针柄，针身与拇指呈90°。一般为针刺浅层腧穴的短毫针常用持针法

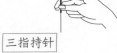

三指持针

用右手拇指、示指、中指指腹持针柄。一般为长针深刺的持针法

四指持针

用右手拇指、示指、中指、无名指指腹执持针柄，小指指尖抵于针旁皮肤，支持针身垂直。一般为长针深刺的持针法

鑱针：因其针形尖锐，故名"鑱针"。鑱，锐。

鍉针：因其针形似箭而得名。

铍针：因其针尖似剑锋而得名。

旄：耗牛尾，也指马尾。

🐚 **九针之名，各不同形。一曰鑱（chán）针，长一寸六分；二曰员针，长一寸六分；三曰鍉（dī）针，长三寸半；四曰锋针，长一寸六分；五曰铍（pī）针，长四寸，广二分半；六曰员利针，长一寸六分；七曰毫针，长三寸六分；八曰长针，长七寸；九曰大针，长四寸。鑱针者，头大末锐，去泻阳气；员针者，针如卵形，揩摩分间，不得伤肌肉，以泻分气；鍉针者，锋如黍粟之锐，主按脉勿陷，以致其气；锋针者，刃三隅，以发痼疾；铍针者，末为剑锋，以取大脓；员利针者，大如旄（máo），且员且锐，中身微大，以取暴气；毫针者，尖如**

蚊虻喙，静以徐往，微以久留之而养，以取痛痹；
长针者，锋利身薄，可以取远痹；大针者，尖如
梃（tǐng），其锋微员，以泻机关之水也。九针毕矣。

梃：指折断的竹茬。

【白话译文】

九针的名称和形状都各不相同：第一种叫作"镵针"，
长一寸六分；第二种叫作"员针"，长一寸六分；第三种
叫作"锃针"，长三寸半（三寸五分）；第四种叫作"锋
针"，长一寸六分；第五种叫作"铍针"，长四寸，宽二分
半；第六种叫作"员利针"，长一寸六分；第七种叫作"毫
针"，长三寸六分；第八种叫作"长针"，长七寸；第九种
叫作"大针"，长四寸。镵针，头大而针尖锐利，适用于浅
刺，以泻皮肤肌表的阳热；员针，针头卵圆，用以按摩肌
肉，既不会损伤肌肉，又能疏泄肌肉之间的邪气；锃针，
针尖像黍粟米粒一样圆而微尖，主要用来按压经脉，流通气
血，但不会深陷皮肤内，所以可以引正气祛邪气；锋针，针
锋锐利，三面有刃，用以治疗顽固的宿疾；铍针，针尖像剑
锋一样锐利，可以用来刺痈排脓；员利针，针尖如长毛，圆
而锐利，针的中部稍粗，可以用来治疗急病；毫针，针尖
纤细像蚊虻的嘴，可以轻缓地刺入皮肤，轻微提针而持久
留针，正气因而得到充养，邪气尽散，出针后加以调养，用
以治疗痛痹；长针，针尖锋利而针身细长，可以治疗经久不
愈的痹病；大针，身粗而巨，针尖略圆，针尖像折断后的竹
茬，可以用来泻去关节积水。九针的名称、形状与主治作
用，大致就是如此了。

读书笔记

古代九针

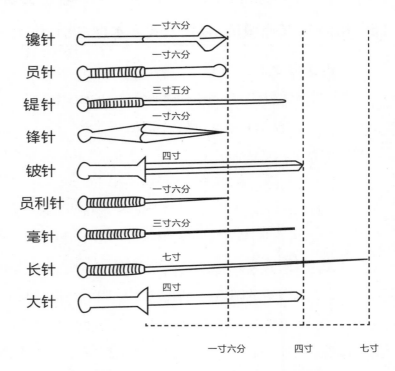

🌀 刺之而气不至，无问其数。刺之而气至，乃去之，勿复针。针各有所宜，各不同形，各任其所，为刺之要。

【白话译文】

下针后，如果没有得气，不管次数多少，都应当施行手法以候经气的到来；下针后，如果得气，就可以出针，不必再行针刺和留针了。九针各有不同的功用，针的形状不同；适用的部位也不相同，要根据病情选用，这是针刺的要点。

九针形状用途表

名称	形状	用途
镵针	头大而针尖锐利	泻肌表邪热
员针	针头卵圆	疏邪肌肉间的邪气
锟针	其锋如黍粟米粒一样圆而微尖	按摩经脉，流通气血
锋针	三面有刃	治疗顽固的旧疾
铍针	针尖像剑锋一样锐利	可刺痈排脓
员利针	针尖像长毛，针的中部稍粗	治疗急病
毫针	针形像蚊虻的嘴	治疗痛痹
长针	针尖锐利，针身细长	治疗经久不愈的痹症
大针	针尖像折断后的竹茬，其锋稍圆	泻导关节积水

黄帝曰：愿闻五脏六腑所出之处。

岐伯曰：五脏五输（shū），五五二十五输；六腑六输，六六三十六输。经脉十二，络脉十五，凡二十七气，以上下，所出为井，所溜为荥，所注为输，所行为经，所入为合，二十七气所行，皆在五输也。节之交，三百六十五会，知其要者，一言而终；不知其要，流散无穷。所言节者，神气之所游行出入也，非皮肉筋骨也。

【白话译文】

黄帝问：我想听你讲讲五脏六腑的经气所出的情况。

五输：是指每脏各有井、荥、输、经、合五个腧穴。

六输：是指胆、胃、大肠、小肠、三焦、膀胱每腑各有井、荥、输、原、经、合六个腧穴。

神气：指真气。

岐伯回答：五脏各有其自己的经脉，每条经脉各有井、荥、输、经、合五个腧穴，五条经脉共计二十五个腧穴；六腑也各有其自己的经脉，每条经脉各有井、荥、输、原、经、合六个腧穴，六条经脉共计三十六个腧穴。脏腑共有十二条经脉，每条经脉又各有一络脉，加上任脉、督脉和脾之大络，共有十五络脉，十二经加十五络，这二十七脉之气上下循行于全身。经气所发出的孔穴，如同泉水的源头，叫作"井"；经气所流过的地方，像刚从泉眼流出的微小水流，叫作"荥"；脉气所灌注的地方，像水流汇聚，而能转输运行，叫作"输"；经气所走行的地方，像大的水流迅速流过一样，叫作"经"；经气所进入的地方，像百川汇合入海，叫作"合"。十二经脉和十五络脉的二十七气出入流注运行的地方，就是在这井、荥、输、经、合的五输穴之中。人体关节交接部位，共有三百六十五个会合处，如果掌握了其特点，懂得了其中的要领，用一句话就可以说明；如果不懂得其中的要领，就会抓不住头绪，从而无法完全了解这么多腧穴。需要指出的是，这里所说的关节部位的空隙处，是指神气游行出入的地方，不是指皮肉筋骨的局部形态。

五脏六腑之经气所出

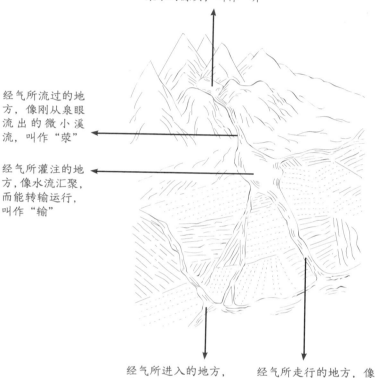

经气所发出的孔穴，如同泉水的源头，叫作"井"

经气所流过的地方，像刚从泉眼流出的微小溪流，叫作"荥"

经气所灌注的地方，像水流汇聚，而能转输运行，叫作"输"

经气所进入的地方，像百川汇合入海，叫作"合"

经气所走行的地方，像大的水流迅速流过一样，叫作"经"

五脏有六腑，六腑有十二原，十二原出于四关，四关主治五脏。五脏有疾，当取之十二原。十二原者，五脏之所以禀三百六十五节气味也。五脏有疾也，应出十二原。十二原各有所出，明

四关：指两肘、两膝的四个关节。

知其原，睹其应，而知五脏之害矣。

阳中之少阴，肺也，其原出于太渊，太渊二。阳中之太阳，心也，其原出于大陵，大陵二。阴中之少阳，肝也，其原出于太冲，太冲二。阴中之至阴，脾也，其原出于太白，太白二。阴中之太阴，肾也，其原出于太溪，太溪二。膏之原，出于鸠尾，鸠尾一。肓之原，出于脖胦（yāng），脖胦一。凡此十二原者，主治五脏六腑之有疾者也。胀取三阳，飧（sūn）泄取三阴。

今夫五脏之有疾也，譬犹刺也，犹污也，犹结也，犹闭也。刺虽久，犹可拔也；污虽久，犹可雪也；结虽久，犹可解也；闭虽久，犹可决也。或言久疾之不可取者，非其说也。夫善用针者，取其疾也，犹拔刺也，犹雪污也，犹解结也，犹决闭也，疾虽久，犹可毕也。言不可治者，未得其术也。

脖胦：是任脉气海穴的别名，在脐下一寸五分处。

飧泄：飧，饭和水为飧。飧泄，指泻下的大便清稀，完谷不化。

📝读书笔记

【白话译文】

五脏之表有六腑，六腑有十二原穴，十二原穴多出自两肘两膝的四肢关节部位。四肢肘膝关节原穴可以主治五脏疾病，所以五脏有病就应当取十二个原穴来治疗。因为十二个原穴是全身三百六十五节禀受五脏气化与营养的精气注于体表的部位。所以五脏有病，其变化往往会反映到十二个原穴的部位上，而十二原穴也各有所属的内脏，了解原穴的性质，观察它们的反应，就可以知道五脏的病变情况。

五脏中的心肺位于膈上，膈上属阳。就心肺而言，肺是阳部的阴脏，故为阳中之少阴，其原穴出于太渊，左右共二穴；心是阳部的阳脏，故为阳中之太阳，其原穴出于大陵，左右共二穴。五脏中的肝、脾、肾三脏位于膈下，膈下属阴。三脏对比而言，肝是阴部的阳脏，故为阴中之少阳，其原穴出于太冲，左右共二穴；脾是阴部的阴脏，故为阴中之至阴，其原穴出于太白，左右共二穴；肾居最下，是阴部的阴脏，故为阴中之太阴，其原穴出于太溪，左右共二穴。膏的原穴，出于胸部之鸠尾，属任脉，只有一穴。肓的原穴，出于小腹之气海，也只有一穴。以上五脏共十穴，加上膏和肓各一穴，合计十二穴。这十二个原穴，都是脏腑经络之气输注于体表的部位，所以可以用它们来治疗五脏六腑的各种疾病。凡是腹胀的病，都应当取足的三阳经经穴进行治疗；飧泄的病，应当取足的三阴经经穴进行治疗。

五脏有病，就好比人的身上扎了刺，物体上有了污点，绳子上打了结，江河中遭淤塞一样。刺扎的时间虽然很久，但还是可以拔除的；污垢沾染的日子虽然很久，但还是可以洗掉的；绳子打上结扣的时间虽然很久，但还是可以解开的；江河淤塞的日子虽然很久，但还是可以疏通的。有人认为病久了就不能治愈，这种说法是不对的。

📝 读书笔记

善于用针的医生，其治疗疾病，就好像拔除扎刺、洗去污垢、解开绳结、疏通淤塞一样。病的时间虽然很久，但依然能够治愈。说久病不能治的人，是因为没有掌握针刺的技术。

十二原穴

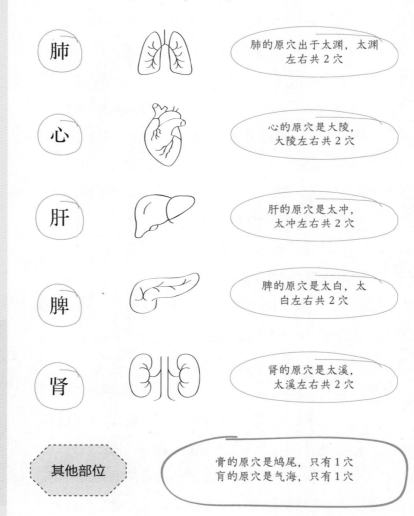

肺

肺的原穴出于太渊，太渊左右共2穴

心

心的原穴是大陵，大陵左右共2穴

肝

肝的原穴是太冲，太冲左右共2穴

脾

脾的原穴是太白，太白左右共2穴

肾

肾的原穴是太溪，太溪左右共2穴

其他部位

膏的原穴是鸠尾，只有1穴
肓的原穴是气海，只有1穴

读书笔记

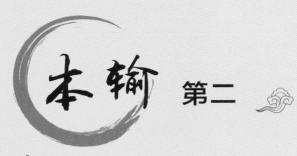

本输 第二

名家带你读

　　本篇讨论了十二经脉之一足厥阴肝经所属的五输穴的名称与部位；论述了四时取穴的方法。

　　🌀 肝出于大敦，大敦者，足大趾之端，及三毛之中也，为井木；溜于行间，行间足大趾间也，为荥；注于太冲，太冲行间上二寸陷者之中也，为输；行于中封，中封内踝之前一寸半，陷者之中，使逆则宛，使和则通，摇足而得之，为经；入于曲泉，曲泉辅骨之下，大筋之上也，屈膝而得之，为合。足厥阴也。

　　井木：十二经穴之五输穴，井、荥、输、经、合，按五行配属，凡阴经均起于木，合于水，其序是木、火、土、金、水。

【白话译文】

　　肝的脉气出于大敦穴，大敦穴在足大趾外侧与三毛中间（足大趾外侧，距趾甲角一分许的地方），称为"井穴"，在五行中属木；脉气尚微，流于行间穴，行间穴在足大趾与第二趾的趾缝间，称为"荥穴"；脉气渐盛，灌注于太冲穴，太冲穴在行间穴后二寸处的凹陷中（足第一、第二跖骨连接部位之前的凹陷中），称为"输穴"；脉气旺盛，行于中封穴，中封穴在内踝前一寸五分处的凹

　　✏️ 读书笔记

陷中（内踝前方，在商丘与解溪二穴连线之间），针刺该穴时，如果违逆经气运行的方向，就会使气血淤滞，如果顺应经气运行的方向，就会使气血通畅，伸足可得此穴，称为"经穴"；脉气壮大，入于曲泉穴，曲泉穴在股骨内侧髁之下，大筋之上（膝关节内侧横纹头上方），屈膝才能取准此穴，称为"合穴"。这是足厥阴肝经的五输穴。

十二经脉包括的五腧穴表

经脉名称	井	荥	输	经	合
手太阴肺经	少商	鱼际	太渊	经渠	尺泽
手少阴心经	少冲	少府	神门	灵道	少海
足厥阴肝经	大敦	行间	太冲	中封	曲泉
足太阴脾经	隐白	大都	太白	商丘	阴陵泉
足少阴肾经	涌泉	然谷	太溪	复溜	阴谷
足太阳膀胱经	至阴	通谷	束骨	昆仑	委中
足少阳胆经	足窍阴	侠溪	足临泣	阳辅	阳陵泉
足阳明胃经	厉兑	内庭	陷谷	解溪	足三里
手少阳三焦经	关冲	液门	中渚	支沟	天井
手太阳小肠经	少泽	前谷	后溪	阳谷	小海
手阳明大肠经	商阳	二间	三间	阳溪	曲池
手厥阴心包经	中冲	劳宫	大陵	间使	曲泽

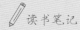
读书笔记

❂ **春取络脉诸荥大经分肉之间，甚者深取之，间（jiàn）者浅取之；夏取诸输孙络肌肉皮肤之上；秋取诸合，余如春法；冬取诸井诸输之分，欲深而留之。此四时之序，气之所处，病之所舍，藏之所宜。转筋者，立而取之，可令遂已。痿厥者，张而刺之，可令立快也。**

络脉：十五络穴。参考《经脉》篇。

间：指疾病轻浅。

孙络：从络脉再分出的细小支络。

【白话译文】

在春天针刺时，应取浅表部位的络脉、十二经的荥穴以及大筋与肌肉之间的部位，病情严重的可深刺，病情轻微的可浅刺；在夏天针刺时，应取十二经的输穴、孙络以及肌肉、皮肤之上的浅表部位；在秋天针刺时，应取十二经的合穴，其余方面与春天的针刺方法一样；在冬天针刺时，应取十二经的井穴或脏腑的输穴，同时应深刺并留针。四季阴阳消长的气候有一定的变化顺序，人的气血随着四季的变化而有内外盛衰的不同表现，疾病的发作也有与之相应的部位，这些因素决定了四季要用不同的针刺方法。治疗转筋病，应让患者站立而取穴针刺，这样可以使痉挛现象很快消失。治疗四肢痿废和手足厥逆病，应让患者仰卧，四肢伸开再进行针刺，这样可以使患者的气血运行畅通而立即有轻快的感觉。

读书笔记

针刺中的留针

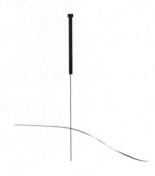

静留针法

　　针下气至后，让其自然地留置穴内，不再运针，到时出针。多用于对针感耐受性较差的慢性病或虚弱患者。

动留针法

　　将针刺入腧穴后留置一定时间，留针时反复运针。多用于针后经气不至者，可边行针催气，边留针候气，直待气至。

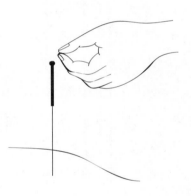

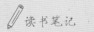

小针解 第三

本篇主要是对首篇《九针十二原》中有关运用小针的内容的解读，解释了不同的邪气及人体不同的部位，针刺当取不同经脉的内容。

夫气之在脉也，邪气在上者，言邪气之中人也高，故邪气在上也。浊气在中者，言水谷皆入于胃，其精气上注于肺，浊溜于肠胃。言寒温不适，饮食不节，而病生于肠胃，故命曰浊气在中也。清气在下者，言清湿地气之中人也，必从足始，故曰清气在下也。针陷脉则邪气出者，取之上；针中脉则浊气出者，取之阳明合也。针太深则邪气反沉者，言浅浮之病，不欲深刺也，深则邪气从之入，故曰反沉也。皮肉筋脉各有所处者，言经络各有所主也。

取五脉者死，言病在中，气不足，但用针尽大泻其诸阴之脉也。取三阳之脉者，唯言尽泻三阳之气，令病人恇（kuāng）然不复也。夺阴者死，

況：深的意思。

五脉：指五脏五腧穴。

三阳之脉：指六腑六腧穴。手足各有三阳，故三阳谓六腑。

恇：形容形体衰败的样子。

言取尺之五里，五往者也。夺阳者狂，正言也。

【白话译文】

"夫气之在脉也，邪气在上"，是说风热等外邪侵袭人体，大多从头部发病，所以说"邪气在上"。"浊气在中"，是说人食水谷后，经过胃的消化和脾的吸收转化后，水谷的精气上注于肺，其中的浊物废料留于肠胃，如果不能适应寒温变化，饮食没有节制，肠胃就会发生疾病，浊气就不能下行，故说"浊气在中"。"清气在下"，是说清冷潮湿之气伤人，大多先从足部开始发病，所以说"清气在下"。"针陷脉则邪气出"，是指风热邪气侵袭人体上部，在头部发病，应取头部经脉的腧穴治疗。"针中脉则浊气出"，是指肠胃的疾病，应取手足阳明经的合穴足三里来治疗。"针太深则邪气反沉"，是说邪气在表浅部位的疾病，不宜深刺，如果深刺则使邪气随针深入人体，所以说"反沉"。"皮肉筋脉各有所处"，是说皮、肉、筋、脉各有一定的部位，这些部位都是经络出现证候及主治的所在。

"取五脉者死"，是说病在内脏而脏气不足的，反用针大泻五脏阴脉的腧穴，会使五脏之气泄尽而导致死亡。"取三阳之脉者恇"，是说用针大泻手足三阳六腑的腧穴，致三阳经气亏败，使患者精神衰虚而不易恢复。"夺阴者死"，是说针刺五里穴，连泻五次，就会使五脏阴气泄尽而死亡。"夺阳者狂"，是说如果大泻三阳经的正气，就会令阳气耗散而使人发狂。以上这些针刺禁忌，都是对医者的郑重告诫，切不可漠视之。

邪气、浊气、清气对人体的影响

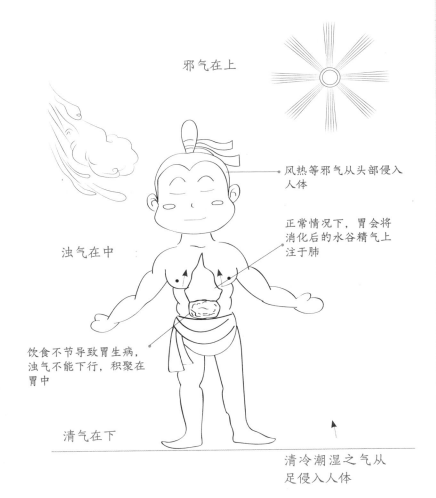

邪气在上

浊气在中

清气在下

风热等邪气从头部侵入人体

正常情况下，胃会将消化后的水谷精气上注于肺

饮食不节导致胃生病，浊气不能下行，积聚在胃中

清冷潮湿之气从足侵入人体

读书笔记

邪气脏腑病形 第四

本篇论述了人体经脉的循行特点及邪气侵入足三阳经的途径。

异名同类：人体三阴三阳之脉的名称虽然各不相同，但都是由气血流行所贯通的。

✏ 读书笔记

🌀 黄帝曰：阴之与阳也，异名同类，上下相会，经络之相贯，如环无端。邪之中人，或中于阴，或中于阳，上下左右，无有恒常，其故何也？

岐伯曰：诸阳之会，皆在于面。中人也，方乘虚时，及新用力，若饮食汗出腠理开，而中于邪。中于面则下阳明；中于项则下太阳；中于颊则下少阳。其中于膺背两胁亦中其经。

【白话译文】

黄帝问：阴经和阳经，虽然名称不同，但都属于经络系统而为运行气血的组织，它们分别在人体的上部或下部相会合，而使经络之间的相互贯通像圆环一样没有端点。外邪侵袭人体时，有的侵袭阴经，有的侵袭阳经，又或上或下，或左或右，没有固定的部位，这是什么道理呢?

岐伯回答:所有的阳经都会聚于头面部。邪气侵袭人体,往往是在人体正气不足、有虚可乘的时候,或劳累用力后,或因吃饭而出了汗,以致腠理开泄的时候。由于足三阳经的循行通路都是由头至足,自上而下的,所以邪气侵袭了面部,就会沿阳明经脉下传;邪气侵袭了项部,就会沿太阳经脉下传;邪气侵袭了颊部,就会沿少阳经脉下传。如果外邪并没有侵袭人的头面部而是直接侵袭了胸部、脊部、两胁,也会分别侵入上述三阳经并在其各自所属的循行通路上发病。

邪气侵入足三阳经经脉后的走向

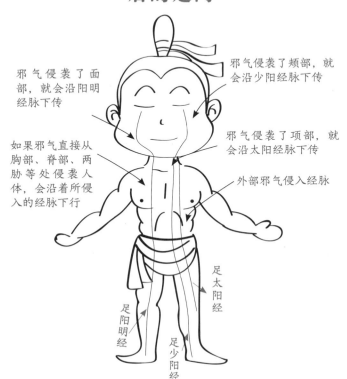

邪气侵袭了面部,就会沿阳明经脉下传

邪气侵袭了颊部,就会沿少阳经脉下传

邪气侵袭了项部,就会沿太阳经脉下传

如果邪气直接从胸部、脊部、两胁等处侵袭人体,会沿着所侵入的经脉下行

外部邪气侵入经脉

足太阳经

足阳明经

足少阳经

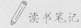

读书笔记

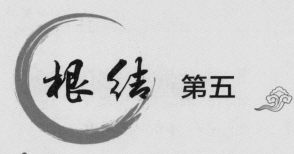

根结 第五

名家带你读

本篇论述了足之三阴三阳经根结的部位与穴名，其相应的病症和治疗方法；阐述了王公贵族与平民百姓治疗时的区别。

🌀 太阳根于至阴，结于命门，命门者，目也。阳明根于厉兑，结于颡（sǎng）大，颡大者，钳耳也。少阳根于窍阴，结于窗笼，窗笼者，耳中也。太阳为开，阳明为阖，少阳为枢。故开折则肉节渎而暴病起矣，故暴病者，取之太阳，视有余不足。渎者，皮肉宛膲（jiāo）而弱也。阖折，则气无所止息，而痿疾起矣，故痿疾者，取之阳明，视有余不足，无所止息者，真气稽留，邪气居之也。枢折，即骨繇而不安于地，故骨繇（yáo）者取之少阳，视有余不足。骨繇者，节缓而不收也。所谓骨繇者，摇故也，当穷其本也。

颡大：穴名，指头维穴。

宛膲：指肌肉不丰满。

骨繇：形容骨节弛缓而不能收缩以致身体动摇不定的样子。

【白话译文】

从足小趾外侧的至阴穴到面部的命门，是为足太阳膀胱经。所谓"命门"，即内眼角的睛明穴。从足大趾和次趾端的厉兑穴到额角的颊大，是为足阳明胃经。所谓"颊大"，即钳束于耳的上方、额角部位的头维穴。从足小趾端的窍阴穴到耳部的窗笼，是为足少阳胆经。所谓"窗笼"，即耳孔前面、耳屏之前凹陷中的听宫穴。太阳主表为开，阳明主里为阖，少阳介于表里之间而为枢。所以太阳主开的功能受损，则皮肤肌肉干枯消瘦而引发暴病，对此暴病的治疗，可取用足太阳膀胱经，视病况而泻其有余，补其不足。所谓"渎"，乃皮肉瘦弱憔悴的意思。阳明主阖的功能失常，则阳气无所止息而发生痿疾，对痿疾的治疗，可取用足阳明胃经，视病况而泻其有余，补其不足。所谓"无所止息"，是指正气运行不畅，邪气盘踞而不去。少阳主枢失掉功能，就会发生骨繇，即站立不稳，所以骨繇病的治疗，可取用足少阳胆经，视病况而泻其有余，补其不足。所谓"骨繇"，即骨节弛缓不收导致身体动摇不定的意思。上述各病，都应该根据其具体症状找出致病根源，进行正确的治疗。

三阳经的根部和结部

足三阳经	根部	穴位	结部	穴位
太阳经	足小趾	至阴穴	命门（目）	睛明穴
阳明经	足次趾	厉兑穴	颊大	头维穴
少阳经	足四趾	足窍阴穴	窗笼（耳中）	听宫穴

读书笔记

膻中：两乳之间，任脉在该处的穴名。

仓廪：指脾胃。

膈洞：病名。上为膈塞，下为泄泻。

太阴根于隐白，结于太仓。少阴根于涌泉，结于廉泉。厥阴根于大敦，结于玉英，络于膻（dàn）中。太阴为开，厥阴为阖，少阴为枢。故开折，则仓廪无所输，膈洞，膈洞者，取之太阴，视有余不足，故开折者，气不足而生病也。阖折，即气绝而喜悲，悲者取之厥阴，视有余不足。枢折则脉有所结而不通，不通者，取之少阴，视有余不足，有结者，皆取之不足。

【白话译文】

从足大趾内侧的隐白穴到上腹部的太仓穴，是为足太阴脾经。从足心的涌泉穴到喉部的廉泉穴，是为足少阴肾经。从足大趾外侧的大敦穴到胸部的玉英穴，是为足厥阴肝经，其向下联络于膻中穴。太阴主表为开，厥阴主里为阖，少阴介于表里之间而为枢。所以若太阴主开的功能受损，则导致脾胃运化功能降低而不能转输水谷，表现在上则膈塞不通，表现在下则直泻无度。对膈塞、洞泄之病，可取用足太阴脾经，视病况泻其有余，补其不足。所以，若太阴主开的功能受到损伤，就会因阴中之阳气不足而发生此类疾病。若厥阴主阖的功能失常，则导致肝气不畅而易生悲哀，治疗此症，可取用足厥阴肝经，视病况而泻其有余，补其不足。少阴主枢的功能失常，则导致肾经脉气郁结而大小便不利。治疗大小便不通的病症，可取用足少阴肾经，视病况而泻其有余，补其不足。凡是经脉结滞不

读书笔记

通的，都可采取上述方法治疗。

三阴经的根部和结部

足三阴经	根部	穴位	结部	穴位
太阴经	足大趾内侧	隐白穴	太仓（上腹）	中脘穴
厥阴经	足大趾外侧	大敦穴	玉英（胸）	玉堂穴
少阴经	足心	涌泉穴	廉泉（颈喉）	廉泉穴

黄帝曰：**逆顺五体者，言人骨节之小大，肉之坚脆，皮之厚薄，血之清浊，气之滑涩，脉之长短，血之多少，经络之数，余已知之矣，此皆布衣匹夫之士也。夫王公大人，血食之君，身体柔脆，肌肉软弱，血气慓（piāo）悍滑利，其刺之徐疾浅深多少，可得同之乎？**

岐伯答曰：**膏粱菽（shū）藿（huò）之味，何可同也？气滑即出疾，其气涩则出迟，气悍则针小而入浅，气涩则针大而入深。深则欲留，浅则欲疾。以此观之，刺布衣者深以留之，刺大人者微以徐之，此皆因气慓悍滑利也。**

【白话译文】

黄帝问：人之五种不同形体之间的差别表现为骨节大小不同，肌肉坚脆不同，皮肤厚薄不同，血液清浊不同，

逆顺五体：逆，异于平常的、行气不对称的；顺，正常的、行气相称的。五体，指人的五神形体，代指五神不同类型的人。

慓悍：形容血气运行急疾。

膏粱菽藿：膏，指肥肉。粱，指细粮。膏粱，是指肥甘美味。菽，指豆类，统指粗粮。藿，指豆叶，统指蔬菜。

经气滑涩不同，经脉长短不同，血液多少不同以及经络的数目不同。我已经知道这些了，但这都是对身体强壮的平民百姓而言的。而那些吃脂膏厚味的王公贵族，他们往往身体柔弱，肌肉软弱，血气运行急速而滑利，在针刺治疗时，手法的快慢，进针的深浅，取穴的多少，与一般平民百姓相同吗？

岐伯回答：吃脂膏厚味的人和吃菽藿薄味的人，在针治时怎么会相同呢？针刺时，经气运行急滑的宜快速出针，应用小针且浅刺；经气运行涩滞的宜慢出针，应用大针且深刺，并要留针。由此看来，针刺吃菽藿薄味的人，要深刺且留针；针刺吃脂膏厚味的人，由于其经气运行急速而滑利，宜浅刺并缓慢进针。

不同人在治疗时的区别

王公贵族用小针浅刺　　　　平民百姓用大针深刺

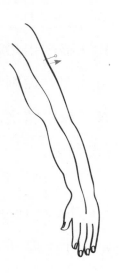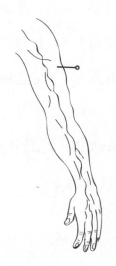

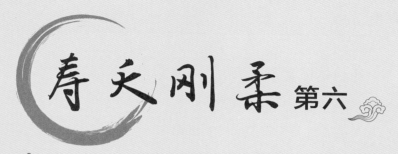

寿夭刚柔 第六

名家带你读

本篇论述了气机与形体因病邪所伤而发病的情况；介绍了"三变"的含义及其针刺方法；论述了营分病、卫分病、寒痹病的症状表现。

黄帝问于伯高曰：余闻形气病之先后，外内之应奈何？

伯高答曰：风寒伤形，忧恐忿怒伤气。气伤脏，乃病脏；寒伤形，乃应形；风伤筋脉，筋脉乃应。此形气外内之相应也。

黄帝曰：刺之奈何？

伯高答曰：病九日者，三刺而已。病一月者，十刺而已。多少远近，以此衰之久痹不去身者，视其血络，尽出其血。

黄帝曰：外内之病，难易之治奈何？

伯高答曰：形先病而未入脏者，刺之半其日；脏先病而形乃应者，刺之倍其日，此外内难易之应也。

伯高：相传为黄帝的大臣。

以此衰之：接此数递减。衰之，在此有"祛除"的含义。

读书笔记

【白话译文】

黄帝问伯高：我听说人之外在形体和内在脏气发病时先后不同，这其中的情况是怎样的呢？

伯高回答：风寒邪气先伤害人的外在形体，患者担忧愤怒，伤及筋脉，筋脉乃病；风寒进而又伤及其体内脏气，体内脏气进一步伤害其五脏，而使五脏发病。这就是人之外在形体和内在脏气之疾病发生的先后关系。

黄帝又问：根据得病时间的长短，又怎样施用针刺治疗呢？

伯高回答：得病九天的，针刺三次就可以了。得病时间为一个月的，针刺十次也就差不多了。无论得病时间长短，都可以依据病三天针一次的规律来推算需要针治的次数。如果疾病长久地存留在人体内而不离开，可仔细观察其发病部位的血络，针刺相应血络去其瘀血即可。

黄帝再问：人体内与体外之疾病，在治疗时有难治、易治的不同，此情况是怎样的呢？

伯高回答：外在形体先发病而未侵入其内脏的，针刺的次数可以根据已病的日数减半，再依据病三日针一次的规律来计算。如果内脏先受病，进而形体受到影响的，针刺的次数则应当为得病的天数加倍，再依规律推算。这就是说疾病发生的部位有内外之分，而在治疗上也相应有难易之别。

读书笔记

针刺次数的选择

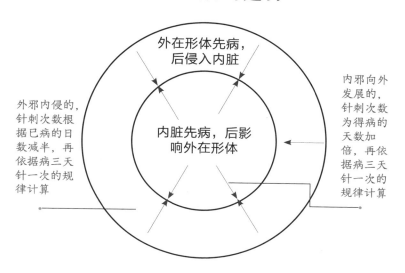

外邪内侵的，针刺次数根据已病的日数减半，再依据病三天针一次的规律计算

外在形体先病，后侵入内脏

内邪向外发展的，针刺次数为得病的天数加倍，再依据病三天针一次的规律计算

内脏先病，后影响外在形体

🌀 黄帝曰：余闻刺有三变，何谓三变？

伯高答曰：有刺营者，有刺卫者，有刺寒痹之留经者。

黄帝曰：刺三变者奈何？

伯高答曰：刺营者出血，刺卫者出气，刺寒痹者内热。

黄帝曰：营卫寒痹之为病奈何？

伯高答曰：营之生病也，寒热少气，血上下行。卫之生病也，气痛时来时去，怫(fú)忾(kài)贲响，风寒客于肠胃之中。寒痹之为病也，留而不去，时痛而皮不仁。

内热：指纳热于内，驱散寒邪。

怫忾贲响：气郁满闷，窜动作响。怫，指郁闷不舒。忾，指气满。贲，通"奔"。

不仁：不知风热痛痒。

【白话译文】

黄帝问：我听说刺法中有"三变"的说法，什么叫作"三变"呢？

伯高回答："三变"是指刺营分、刺卫分、刺寒痹停留于经脉这三种不同的针刺方法。

黄帝问：这三种刺法是如何运用的呢？

伯高回答：刺营分用出血法，点刺以外泄瘀血；刺卫分用出气法，摇大针孔以疏泄卫气；刺寒痹用刺法，针后药熨以使热气纳于内。

黄帝问：营分病、卫分病、寒痹病的症状表现是怎样的呢？

伯高回答：营分病，多表现为身发寒热，呼吸气短，血上下妄行。卫分病，多表现为经气疼痛时有时无，胸腹憋闷或者窜动作响，此乃风寒侵袭肠胃所致。寒痹病，多表现为久病难去，肌肉时常疼痛，皮肤麻木失去知觉。

针刺气血与浅深

病位病性		治疗原则	常用方法
病有深浅	在营（较深）	出血（疏通其血）	刺络放血
	在卫（较浅）	出气（调和其气）	平补平泻
病有寒热	寒	寒则热之（纳热）	烧山火法，温灸，火针，药熨
	热	热则寒之	透天凉法

读书笔记

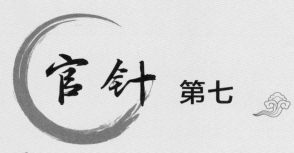

官针 第七

名家带你读

本篇主要论述了九种针刺方法的含义，"三刺"针法的含义，以及了解五运六气的演变规律对于针刺的重要性；介绍了针对五脏病变的五种针刺方法。

凡刺有九，以应九变。一曰输刺，输刺者，刺诸经荥输脏腧也。二曰远道刺，远道刺者，病在上，取之下，刺腑腧也。三曰经刺，经刺者，刺大经之结络经分也。四曰络刺，络刺者，刺小络之血脉也。五曰分刺，分刺者，刺分肉之间也。六曰大泻刺，大泻刺者，刺大脓以铍针也。七曰毛刺，毛刺者，刺浮痹皮肤也。八曰巨刺，巨刺者，左取右，右取左。九曰焠刺，焠刺者，刺燔（fán）针则取痹也。

大经：指主脏六腑的经脉。

浮痹：指浅表的痹症。

燔针：指用火烧过的针，即火针。

【白话译文】

一般说来，针刺的方法有九种，以应对九种不同的病证。第一种叫"输刺"，就是用来针刺十二经在四肢部位的荥穴和输穴以及在足太阳膀胱经上的五脏腧穴。第二种叫"远道刺"，顾名思义，就是病在上部的，从下部取穴，针刺足三阳经所属的下肢的腧穴。第三种叫"经刺"，就是针刺五脏六腑之内的经与络间积聚不通的地方。第四种叫"络刺"，就是针刺皮下浅表的小络血脉。第五种叫"分刺"，就是针刺各经肌肉的间隙。第六种叫"大泻刺"，就是用铍针针刺大的脓疡。第七种叫"毛刺"，就是针刺皮肤表层的痹病。第八种叫"巨刺"，就是指身体左侧发病针刺右侧穴位，右侧发病针刺左侧穴位的交叉针刺法。第九种叫"焠刺"，就是用火烧过的针来治疗痹病。

谷气：即水谷之气，一般用以代指胃气。在此，代指由谷气运化而生成的经脉之气。

年之所加：每年的风寒暑湿燥热六气加临的情况。

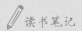
读书笔记

所谓三刺则谷气出者，先浅刺绝皮，以出阳邪；再刺则阴邪出者，少益深，绝皮致肌肉，未入分肉间也；已入分肉之间，则谷气出。故《刺法》曰：始刺浅之，以逐邪气而来血气；后刺深之，以致阴气之邪；最后刺极深之，以下谷气。此之谓也。故用针者，不知年之所加，气之盛衰，虚实之所起，不可以为工也。

【白话译文】

所说的"三刺"指使谷气出而产生针感的刺法，就是先浅刺于皮肤表层，使阳邪外泄；再较皮肤表层稍微深刺一些，至肌肉而未到达分肉之间，使阴邪泄出；最后刺至分肉之间，则谷气乃出。所以《刺法》上说：开始浅刺，以祛除邪气使血气流通；而后稍微深刺，以疏泄阴邪；最后刺入极深，以疏导谷气。此即为"三刺"。所以，医生施用针刺治病时，如果不懂得五运六气、血气盛衰的演变规律、经络虚实的形成，就不能成为良医。

三刺法

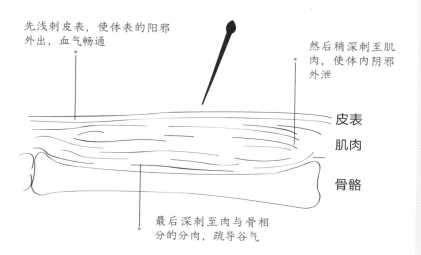

先浅刺皮表，使体表的阳邪外出，血气畅通

然后稍深刺至肌肉，使体内阴邪外泄

皮表

肌肉

骨骼

最后深刺至肉与骨相分的分肉，疏导谷气

凡刺有五，以应五脏。一曰半刺，半刺者，浅内而疾发针，无针伤肉，如拔毛状，以取皮气，此肺之应也。二曰豹文刺，豹文刺者，左右前后针之，中脉为故，以取经络之血者，此心之应也。三曰关刺，关刺者，直刺左右尽筋上，以取筋痹，慎无出血，此肝之应也；或曰渊刺，一曰岂刺。四曰合谷刺，合谷刺者，左右鸡足，针于分肉之间，以取肌痹，此脾之应也。五曰输刺，输刺者，直入直出，深内之至骨，以取骨痹，此肾之应也。

半刺：只浅刺皮肤，不伤肌肉。

豹文刺：形容针刺取穴较多，形如豹皮的斑纹之点。

筋痹：一种以四肢拘挛、关节疼痛、不能活动为特征的病证。

肌痹：因感受了寒湿之邪而使皮肤肌肉都发生疼痛的一种痹症。

【白话译文】

还有五种专门针对五脏病变而形成的针刺法。第一种叫"半刺"，就是采用浅刺法快速发针，针尖不要伤到肌肉，就如拔毛一样，可使皮肤表层的邪气外泄。因为肺主皮毛，所以这是和肺脏相应的针刺法。第二种叫"豹文刺"，就是在病变部位四周针刺多针，深度以刺中脉络使其出血为准。因为心主血脉，所以这是和心脏相应的针刺法。第三种叫"关刺"，就是在左右肢体关节附近直刺至筋脉的尽端处，可用来治疗筋痹病，针刺时千万不要出血。因为肝主筋，所以这是和肝脏相应的针刺法。其又叫"渊刺"或"岂刺"。第四种叫"合谷刺"，就是在患处正中及两侧各刺一针，形如鸡爪，针尖刺至分肉之间，用来治疗肌痹病。因为脾主肌肉，所以这是和脾脏相应的针刺法。第五种叫"输刺"，就是垂直进出针，将针深刺至骨附近，用来治疗骨痹病。因为肾主骨，所以这是和肾脏相应的针刺法。

五脏对应针法表

名称	对应的五脏	方法	目的
半刺	肺脏	下针浅而迅速出针	祛除皮肤间的邪气
豹文刺	心脏	在病变部位的四周针刺多针	消散经络间的瘀血
关刺	肝脏	在左右肢体关节附近直刺至筋脉的尽端处，但刺时不要出血	治疗筋痹病
合谷刺	脾脏	将针深刺到分肉间，又在左右各斜刺一针	治疗肌痹病
输刺	肾脏	垂直进出针，将针深刺至骨附近	治疗骨痹病

读书笔记

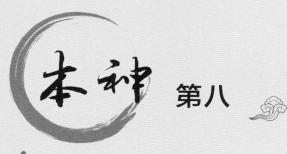

本神 第八

本篇主要论述五脏所藏之神血、脉、营、气、精、神，以及情志变化会对五脏所藏之神产生的影响，介绍了各脏发生病变时人体所表现出的病证。

黄帝问于岐伯曰：凡刺之法，先必本于神。血、脉、营、气、精、神，此五脏之所藏也，至其淫泆离脏则精失，魂魄飞扬，志意恍乱，智虑去身者，何因而然乎？天之罪与？人之过乎？何谓德、气、生、精、神、魂、魄、心、意、志、思、智、虑？请问其故。

岐伯答曰：天之在我者德也，地之在我者气也，德流气薄而生者也，故生之来谓之精，两精相搏谓之神，随神往来者谓之魂，并精而出入者谓之魄，所以任物者谓之心，心有所忆谓之意，意之所存谓之志，因志而存变谓之思，因思而远慕谓之虑，因虑而处物谓之智，故智者之养生也，必顺四时而适寒暑，和喜怒而安居处，节阴阳而

五脏之所藏：肝藏血，心藏神，脾藏营，肺藏气，肾藏精。

德：指天地万物的运动规律，诸如四季更替、万物盛衰等。

气：指天地之间的自然产物，诸如五谷果菜、江河溪泉等。

调刚柔，如是，则僻邪不至，长生久视。

【白话译文】

黄帝问岐伯：施用针刺的一般法则，首先必须以神气为依据。血、脉、营、气、精、神皆被五脏所藏，如果有人奢淫无度，恣意耗伤，神就离其五脏而致精气散失，魂魄飘荡，意志恍惚，丧失智慧和思想，这是什么原因造成的呢？是自然的病态还是我们自己的过错呢？什么叫德、气、生、精、神、魂、魄、心、意、志、思、智、虑？请问其中的原委。

岐伯回答：上天赋予我们的为"德"，大地赋予我们的为"气"，同时拥有天地之馈赠的称为"生"；化生为命的叫作"精"；阴阳两精结合而成的生命活力谓之"神"；伴随着神往来的叫作"魂"；与精同时出入的叫作"魄"；支配人的意识，主宰生命活动的叫作"心"；心有所回忆并形成欲念的叫作"意"；坚持并努力实现其所成欲念的，叫作"志"；为实现志向而反复考虑的，叫作"思"；基于思而预测未来的，叫作"虑"；考虑到未来而妥善对待当前事物的，叫作"智"。所以智者的养生之道，必定是顺应四时之气候的冷暖变化，坦然面对喜怒并安然处之，调节阴阳刚柔使之平衡，如此，则邪气不侵，能够永葆青春且长寿。

读书笔记

五脏所藏

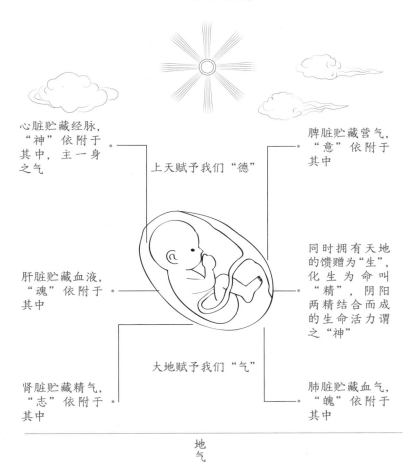

心脏贮藏经脉，"神"依附于其中，主一身之气

上天赋予我们"德"

脾脏贮藏营气，"意"依附于其中

肝脏贮藏血液，"魂"依附于其中

同时拥有天地的馈赠为"生"，化生为命叫"精"，阴阳两精结合而成的生命活力谓之"神"

大地赋予我们"气"

肾脏贮藏精气，"志"依附于其中

肺脏贮藏血气，"魄"依附于其中

地气

🌀 肝藏血，血舍魂，肝气虚则恐，实则怒。脾藏营，营舍意，脾气虚则四肢不用，五脏不安，实则腹胀，经溲（sōu）不利。心藏脉，脉舍神，心气虚则悲，实则笑不休。肺藏气，气舍魄，肺气虚则鼻塞不利少气，实则喘喝胸盈仰息。肾藏精，精舍志，肾气虚则厥，实则胀，五脏不安。必审

经溲不利：指大小便不利。

喘喝：气促声粗。

厥：指逆行上冲。

五脏之病形，以知其气之虚实，谨而调之也。

【白话译文】

肝脏主要用以贮藏血液，魂依附在肝脏之血液中，肝气虚则易生恐惧，肝气盛则易发怒。脾脏主要用以贮藏营气，意依附在脾脏之营气中，脾气虚则四肢不能活动，五脏缺少滋养也不能安和，脾气盛则导致腹中胀满，月经及大小便不利。心脏主要用以贮藏经脉，神依附在心脏之经脉中，心气虚则易生悲哀，心气盛则大笑不止。肺脏主要用以贮藏血气，魄依附在肺脏之血气中，肺气虚则发生鼻塞，呼吸困难，肺气盛则喘促胸闷，仰面呼吸。肾脏主要用以贮藏精气，志依附在肾脏之精气中，肾气虚则手足厥冷，肾气盛则小腹作胀，五脏也不安和。所以治病时必须先仔细观察五脏疾病的症状，以了解经气的虚实情况，然后谨慎地加以调理。

五脏病状表

读书笔记

名称	气虚	气盛
肝脏	产生恐惧	容易发怒
脾脏	四肢无法活动	导致腹胀，月经、大小便不利
心脏	易产生悲哀情绪	常常大笑不止
肺脏	鼻塞，不利于呼吸	导致哮喘、胸部满实，只能仰面呼吸
肾脏	手足厥冷	腹胀

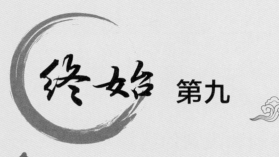

终始 第九

名家带你读

论述了人体经气在不同季节旺盛流注的部位，不同形体的针刺方法以及痛痒病证的治疗方法；论述了起病之阴阳先后不同者以及寒热厥和"久病"的治疗方法。

> 春气在毛，夏气在皮肤，秋气在分肉，冬气在筋骨，刺此病者，各以其时为**齐**。故刺肥人者，秋冬之齐；刺瘦人者，以春夏之齐。病痛者阴也，痛而以手按之不得者阴也，深刺之；病在上者，阳也，病在下者，阴也。痒者阳也，浅刺之。

齐：通"剂"，在此可理解为标准。

【白话译文】

病邪春天多侵袭人体毫毛，夏天多侵袭人体皮肤，秋天多侵袭人体分肉，冬天多侵袭人体筋骨。针刺治疗这些病证，应根据四季时令的变化来确定针刺的数目与深浅程度。与此同时，针刺肥胖的患者，无论处在哪个时节，都应当按秋冬季节的标准来确定针刺的数目与深浅程度；针刺形体瘦弱的患者，无论处在哪个时节，都应当按照春夏季节的标准来确定针刺的数目与深浅程度。有疼痛症状的病变多属阴证，感到疼痛但用手按压又找不到确切部位的也属阴证，均应采用深刺法。病变发生在身体上部的多属

读书笔记

阳证，病变发生在身体下部的多属阴证。感到瘙痒的疾病多属阳证，应当采用浅刺法。

深刺和浅刺的选择

病变发生在身体上部属阳证，应浅刺。

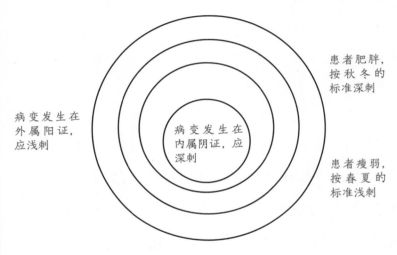

患者肥胖，按秋冬的标准深刺

病变发生在外属阳证，应浅刺

病变发生在内属阴证，应深刺

患者瘦弱，按春夏的标准浅刺

病变发生在身体下部属阴证，应深刺

热厥：多由于邪热过盛，津液受伤，见证为胸膈有灼热感、口渴、烦躁等。

寒厥：多因内脏虚寒，或寒凝血脉。

🌀 **病先起阴者，先治其阴而后治其阳；病先起阳者，先治其阳而后治其阴。刺热厥者，留针反为寒。刺寒厥者，留针反为热。刺热厥者，二阴一阳；刺寒厥者，二阳一阴。所谓二阴者，二刺阴也；一阳者，一刺阳也。久病者，邪气入深，刺此病者，深内而久留之，间日而复刺之，必先调其左右，去其血脉，刺道毕矣。**

【白话译文】

病变起始于阴经的，应当先治疗其阴经而后治疗其阳经；病变起始于阳经的，应当先治疗其阳经而后治疗其阴经。针刺治疗热厥病，进针后应留针，以使热象转寒；针刺治疗寒厥病，进针后也应留针，以使寒象转热。治疗热厥病的刺法，应当刺阴经二次，刺阳经一次；治疗寒厥病的刺法，应当刺阳经二次，刺阴经一次。所谓"二阴"，是指针刺阴经两次；所谓"一阳"，是指在阳经针刺一次。患病时日长久以致邪气入侵较深的，针刺时必须采用深刺法且长时间留针，每隔一日再针刺一次。针刺之前，必须先调和其左右的经络，除去血络中的瘀血。针刺的道理大体上就是这些了。

针刺热厥病和寒厥病

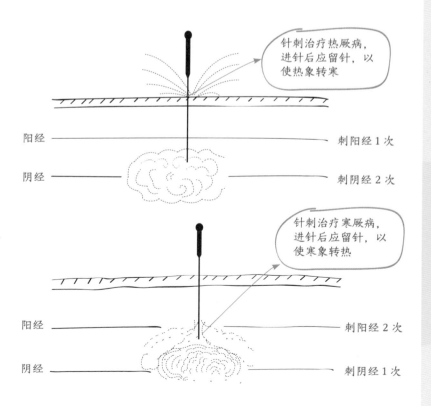

针刺治疗热厥病，进针后应留针，以使热象转寒

阳经 —————————— 刺阳经 1 次

阴经 —————————— 刺阴经 2 次

读书笔记

针刺治疗寒厥病，进针后应留针，以使寒象转热

阳经 —————————— 刺阳经 2 次

阴经 —————————— 刺阴经 1 次

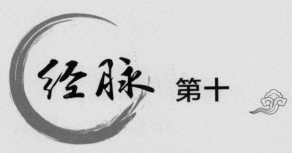

经脉 第十

名家带你读

经络系统由经脉和络脉组成。经脉包括十二经脉、奇经八脉，以及附属于十二经脉的十二经别、十二经筋、十二皮部。本篇论述了十二经脉之一手太阴肺经的循行路线，介绍了络脉的颜色变化和所主的病证。

中焦：是指膈与脐之间的部位，其中心大约在中脘穴所在的部位。

臑：上臂内侧隆起的白肉叫作臑。上臂亦叫作臑。

廉：指边缘。

✏️读书笔记

🌀 肺手太阴之脉，起于中焦，下络大肠，还循胃口，上膈属肺，从肺系横出腋下，下循臑（nào）内，行少阴、心主之前，下肘中，循臂内上骨下廉，入寸口，上鱼，循鱼际，出大指之端；其支者，从腕后直出次指内廉，出其端。

【白话译文】

肺的经脉叫作"手太阴经"，起始于中焦胃脘部，向下行，联属于与本经相表里的脏腑——大肠腑，然后自大肠返回，循行环绕胃的上口，向上穿过横膈膜，联属于本经所属的脏腑——肺脏，再从气管横走并由腋窝部出于体表，沿着上臂的内侧，在手少阴心经与手厥阴心包络经的前面下行，至肘部内侧，再沿着前臂的内侧、桡骨的下缘，入寸口动脉处，前行至鱼际部，沿鱼际部边缘，出拇指尖端。另有一条支脉，从手腕后方分出，沿着示指桡侧直行至示指的前端，与手阳明大肠经相接。

手太阴肺经循行路线

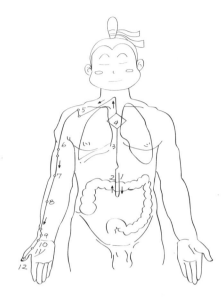

手太阴肺经的循行路线，起于中焦（1），下络大肠，还循胃口（2），上膈（3），属肺（4）。从肺系横出腋下（5），下循臑内（6）行少阴，心主之前，下肘中（7），循臂内上骨下廉（8），入寸口（9），上鱼（10），循鱼际（11），出拇指之端（12）。另外，手太阴肺经还有一分支，从腕后，直出次指内廉，出其端。此经脉联系的脏腑：肺、胃、大肠、肾。

🌀 黄帝曰：诸络脉皆不能经大节之间，必行绝道而出，入复合于皮中，其会皆见于外。故诸刺络脉者，必刺其结上。甚血者虽无结，急取之以泻其邪而出其血，留之发为痹也。凡诊络脉，脉色青则寒且痛，赤则有热。胃中寒，手鱼之络多青矣；胃中有热，鱼际络赤；其暴黑者，留久痹也；其有赤、有黑、有青者，寒热气也。其青短者，少气也。凡刺寒热者，皆多血络，必间日而一取之，血尽而止，乃调其虚实。其小而短者，少气，甚者，泻之则闷，闷甚则仆，不得言，闷则急坐之也。

闷：烦。

仆：跌倒。

【白话译文】

黄帝说：所有络脉都不能经过大关节之间，只行于经脉所不到之处，再结合皮部的浮络，会合后显现在外面。因此，凡是针刺络脉的病变，都必须刺中其有瘀血结聚的地方，才能取得良好的疗效。而对于血气郁积的病证，虽然它还没有出现瘀血结聚的现象，但也应该急刺络脉，放出恶血，以泻其邪。如果把恶血留在体内，就会导致血络凝滞、闭塞不通的痹证。一般诊察络脉颜色变化来判断疾病：络脉色青的，是寒邪凝滞而产生疼痛；络脉色赤的，是有热象。例如，胃中有寒的患者，其手鱼际部的络脉大多会呈现出青色；胃中有热，手鱼际部边缘的络脉多见赤色。络脉所在部位突然呈现出黑色的，那就说明它是留滞已久的痹证。络脉如兼有赤、黑、青三色，是寒热错杂的病证；颜色发青且脉络短小的，那是元气衰少的征象。凡是针刺治疗寒热病证，都应多刺表浅的血络，必须隔日针一次，将恶血泻尽为止，然后根据病情虚实进行调治。络脉色青且脉形短小的，是属于元气衰少的病证。对这种患者如用泻法，会引起昏闷烦乱，甚至突然跌倒不省人事，不能言语。在患者发生昏闷烦乱时，应立即扶患者坐起，施行急救。

观察鱼际的络脉，判断身体病变

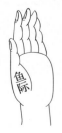

鱼际

经脉颜色	所主病证
青	寒邪凝滞产生疼痛
赤	有热象
突然呈现出黑色	留滞已久的痹证
兼有赤、黑、青三色	寒热错杂的病证
颜色发青且脉络短小	元气衰少的征象

人体经络系统

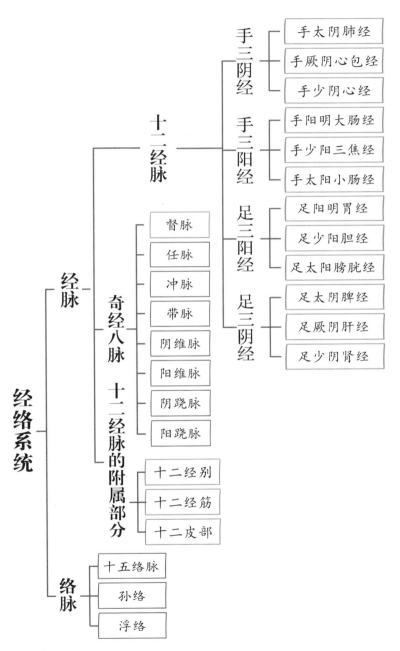

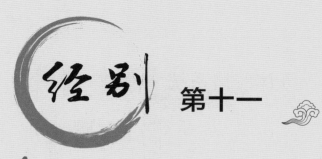

经别 第十一

本篇主要是对十二经脉的分支——十二经别循行路线的详细介绍。十二经别是人体别行的正经，是十二经脉中重要的支脉。

足太阳之正：正，指正经，其意思是说这条经脉并非支络，而是十二经脉在其主要循行通路之外的别道而行的部分。虽然它们和其经脉的主要循行路线略有不同，但仍属于正经，不过是别行的正经罢了。

足太阳之正，别入于腘中，其一道下尻五寸，别入于肛，属于膀胱，散之肾，循膂，当心入散；直者，从膂上出于项，复属于太阳，此为一经也。足少阴之正，至腘中，别走太阳而合，上至肾，当十四椎，出属带脉；直者，系舌本，复出于项，合于太阳，此为一合。成以诸阴之别，皆为正也。

足少阳之正，绕髀入之毛际，合于厥阴；别者，入季胁之间，循胸里属胆，散之肝，上贯心，以上挟咽，出颐颔中，散于面，系目系，合少阳于外眦也。足厥阴之正，别跗上，上至毛际，合于少阳，与别俱行，此为二合也。

【白话译文】

足太阳经脉别出而行的正经，别行一道入于腘窝中，与足少阴经脉合而上行。另一条上行到尻下五寸处，再向上别行进入肛门，并向内行于腹中，而联属于本经所属的脏腑——膀胱腑，散行至肾脏，此后再沿着脊柱两旁肌肉的内部向上走行，到达心脏所在的部位，然后就进入心并分散于心的内部；其直行的，从膂肉上行出于项部，复属于足太阳本经经脉，内外合为一经。这就是足太阳膀胱经在本经之外别行的一条正经。足少阴经脉别出而行的正经，至腘窝中，别出一脉与太阳经相合并，上行至肾，当十四椎处出属带脉；其直行的部分，从肾脏上行而系于舌根部，然后再向外走行至项部，而与足太阳膀胱经的经脉相会合。这是阴阳表里相配的第一合。这种表里两经相合的关系，都是由各条阴经之经别上行并联系于与其相表里之阳经的正经而形成的；其他表里经的相配关系也莫不如此。所谓的经别，其实也都是正经。

足少阳经脉别出而行的正经，上行绕于髀部而入阴毛处，与足厥阴经脉合并；其别出一脉，入季胁间，循行胸内，入属本经胆腑，散行于肝，向上贯穿心部，上行挟咽喉两旁，出于腮部及颔中，散于面部，系于目系，与足少阳本经会合于外眼角。足厥阴经脉别出而行的正经，自足背别行，上行至阴毛处，与足少阳别行的正经相合，向上循行。这是阴阳表里相配合的第二合。

足阳明之正，上至髀，入于腹里，属胃，散之脾，上通于心，上循咽出于口，上頞（è）頦（zhuō），还系目系，合于阳明也。足太阴之正，

上至髀，合于阳明，与别俱行，上结于咽，贯舌中，此为三合也。

【白话译文】

足阳明经脉别出而行的正经，上行髀部，再向上进入腹中，入属本经胃腑，散行至脾脏，并上通于心，沿咽部出于口，再上行至鼻梁及眼眶下方，系于目系，与足阳明本经相合。足太阴脾经别行的正经，上行至髀部，而与足阳明胃经的经脉相会合，此后它就与足阳明胃经之别行的正经共同向上走行，络于咽部，贯入舌本。这就是足阳明胃经和足太阴脾经这两条互为表里的经脉在六合之中所形成的第三合。

指地：就是向下的意思，在此是指手太阳小肠经之别行正经的走行方向是自上而下的。

手太阳之正，（指地）别于肩解，入腋走心，系小肠也。手少阴之正，别入于渊腋两筋之间，属于心，上走喉咙，出于面，合目内眦，此为四合也。

指天：天，在此是上方、上部的意思。指天，就是指手太阳三焦经之别行的正经是从人体的头顶部别行分出的。

手少阳之正，指天，别于巅，入缺盆，下走三焦，散于胸中也。手心主之正，别下渊腋三寸，入胸中，别属三焦，出循喉咙，出耳后，合少阳完骨之下，此为五合也。

手阳明之正，从手循膺乳，别于肩髃，入柱骨下，走大肠，属于肺，上循喉咙，出缺盆，合于阳明也。**手太阴之正，别入渊腋少阴之前，走入肺，散之太阳，上出缺盆，循喉咙，复合阳明，此为六合也。**

【白话译文】

手太阳经脉别出而行的正经，自上而下行，从肩后骨缝别行入腋下，走入心脏，系于小肠本腑。手少阴心经别行的正经，从本经别行分出之后，就走入到腋下三寸渊腋穴处的两筋之间，并联属于本经所属的脏腑——心脏，由此再上行至喉咙，出于面部，而与手太阳小肠经的一条支脉会合于内眼角处。这是阴阳表里相配合的第四合。

手少阳经脉别出而行的正经，从人体最高处的头顶，别行入于缺盆，下走三焦本腑，散于胸中。手厥阴心包络经别行的正经，从本经别行分出之后，就下行至腋下三寸处，由此再入胸中，别走联属于三焦本腑，此后再沿着喉咙向上走行，出于耳后，而与手少阳三焦经的经脉会合于完骨的下方。这是阴阳表里相配合的第五合。

手阳明大肠经别行的正经，从手部分出并向上走行，到达胸部，之后再沿着侧胸与乳部的中间，别行出于肩穴所在的地方，由此再向上进入柱骨，其后再向下走行至本经所属的脏腑——大肠，继而再折返向上，联属于肺脏，并沿着喉咙向上出于缺盆部，而最终与手阳明大肠经的本经相会合。手太阴经脉别出而行的正经，别出入渊腋部手少阴经之前，入肺本脏，散行于大肠，上行出于缺盆，沿喉咙，再与手阳明经相合。这就是手阳明小肠经与手太阴肺经这两条互为表里的经脉在六合之中所形成的第六合。

十二经别循行如同自然界的水

十二经别是从十二经脉分出，分布于胸腹和头部，沟通表里两经并加强与脏腑联系的经脉。它们在其循行上具有"离、合、出、入"的特点，就像水离开大地，经过一系列变化后又回到大地一样。

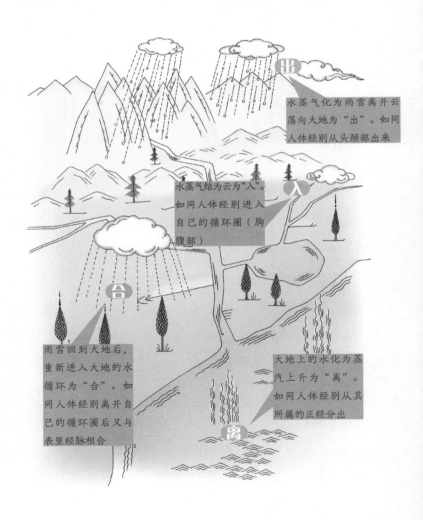

出
水蒸气化为雨雪离开云落向大地为"出"。如同人体经别从头颈部出来

入
水蒸气结为云为"入"。如同人体经别进入自己的循环圈（胸腹部）

合
雨雪回到大地后，重新进入大地的水循环为"合"。如同人体经别离开自己的循环圈后又与表里经脉相合

离
大地上的水化为蒸汽上升为"离"。如同人体经别从其所属的正经分出

读书笔记

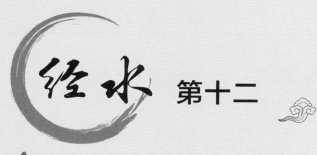

经水 第十二

本篇从人与自然对应的角度，讲述了人体十二经脉与十二河流的对应关系。

足太阳外合清水，内属膀胱，而通水道焉。足少阳外合于渭水，内属于胆。足阳明外合于海水，内属于胃。足太阴外合于湖水，内属于脾。足少阴外合于汝水，内属于肾。足厥阴外合于渑水，内属于肝。手太阳外合于淮水，内属小肠，而水道出焉。手少阳外合于漯水，内属于三焦。手阳明外合于江水，内属于大肠。手太阴外合于河水，内属于肺。手少阴外合于济水，内属于心。手心主外合于漳水，内属于心包。

【白话译文】

足太阳膀胱经外合于清水，内联属于膀胱腑，其主要功能是通利水道；足少阳胆经外合于渭水，内联属于胆腑；足阳明胃经外合于海水，内联属于胃腑；足太阴脾经外合于湖水，内联属于脾脏；足少阴肾经外合于汝水，内

读书笔记

联属于肾脏；足厥阴肝经外合于渑水，内联属于肝脏。手太阳小肠经外合于淮水，内联属于小肠，水道由此而出；手少阳三焦经外合于漯水，内联属于三焦腑；手阳明大肠经外合于江水，内联属于大肠；手太阴肺经外合于河水，内联属于肺脏；手少阴心经外合于济水，内联属于心脏；手厥阴心包经外合于漳水，内联属于心包络。

十二经脉与十二河流的对应

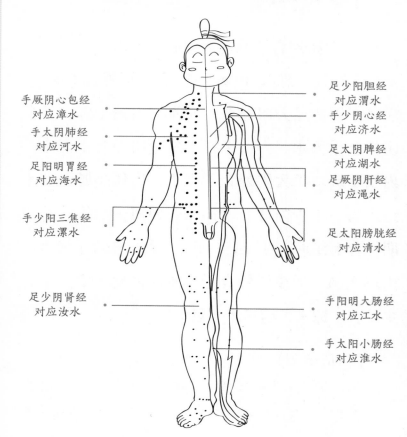

手厥阴心包经
对应漳水

手太阴肺经
对应河水

足阳明胃经
对应海水

手少阳三焦经
对应漯水

足少阴肾经
对应汝水

足少阳胆经
对应渭水

手少阴心经
对应济水

足太阴脾经
对应湖水

足厥阴肝经
对应渑水

足太阳膀胱经
对应清水

手阳明大肠经
对应江水

手太阳小肠经
对应淮水

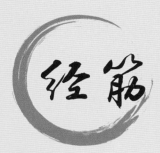

经筋 第十三

名家 带你读

　　本篇主要是对人体十二经筋之一足太阳经的经筋的论述，介绍了足太阳经的经筋的循行路线，发生病变时患者的表现，治疗时对针具的选用、针刺方法的选择和穴位的选取。

　　足太阳之筋，起于足小指上，结于踝，邪上结于膝，其下循足外踝，结于踵，上循跟，结于腘；其别者，结于外，上腘中内廉，与腘中并上结于臀，上挟脊上项；其支者，别入结于舌本；其直者，结于枕骨，上头下颜，结于鼻；其支者，为目上网，下结于烦（qiú）；其支者，从腋后外廉，结于肩髃；其支者，入腋下，上出缺盆，上结于完骨；其支者，出缺盆，邪上出于烦。

　　其病小指支，跟肿痛，腘挛，脊反折，项筋急，肩不举，腋支，缺盆中纽痛，不可左右摇。治在燔针劫刺，以知为数，以痛为输，名曰仲春痹也。

踹：小腿肚。

颜：眼眶下的高骨，即颧骨。

劫刺：是一种针刺的手法，即快速地进针和出针的刺法。

【白话译文】

　　足太阳经的经筋，起于足小趾的外侧，向上积聚于外踝，再斜行向上积聚于膝部，在下面的沿足外侧，积聚于足踵部，由踵部沿足跟上行积聚于腘窝内；该经筋的另一支，从外踝向上行，积聚于小腿肚的外侧，向上到达腘窝中部的内侧，与从足跟上行的一支并行向上，积聚于臀部，再沿着脊柱两侧上行至项部；由此分出的一条支筋，另行入内结于舌根；另一条支筋由项部分出的经筋直行向上积聚于枕骨，向上到达头顶，又沿着颜面下行，积聚于鼻；由此分出的一条支筋，绕上眼睑，然后向下积聚于颧骨处；有一条分支由挟脊上行的经筋别出，从腋窝后侧的外缘，上行积聚于肩髃部；另一条支筋，入腋窝下方，然后绕行到缺盆，向上积聚于耳后完骨部；另一支支筋从缺盆分出，斜向上进入颧骨部分，与从颜面下行结于颧骨的支筋相合。

足太阳经的经筋发生的病变，可见足小趾掣引足跟部肿痛，膝腘部拘挛，脊柱反张，项部拘急，肩臂不能上举，腋部引及缺盆部纠结作痛，不能左右摇动。治疗用火针，疾进疾出，病愈则止，以疼痛的部位为针刺的腧穴。这种病叫作"仲春痹"。

读书笔记

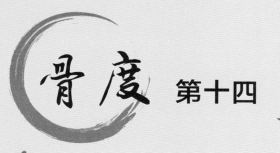

骨度 第十四

本篇以一个身高为七尺五寸的普通人为例，详细介绍了各部分骨节的长度，以及通过骨节大小判断五脏大小的方法。

黄帝曰；愿闻众人之度。人长七尺五寸者，其骨节之大小长短各几何？

伯高曰：头之大骨围，二尺六寸，胸围四尺五寸，腰围四尺二寸。发所覆者，颅至项尺二寸，发以下至颐长一尺，君子终折。

结喉以下至缺盆中，长四寸，缺盆以下至䯒（hé）骬（yú），长九寸，过则肺大，不满则肺小。䯒骬以下至天枢长八寸，过则胃大，不及则胃小。天枢以下至横骨，长六寸半，过则回肠广长，不满则狭短。

横骨长六寸半，横骨上廉以下至内辅之上廉，长一尺八寸，内辅之上廉以下至下廉，长三寸半，内辅下廉下至内踝，长一尺三寸，内踝以下至地，

䯒骬：指胸骨下端的剑突。

长三寸，膝腘以下至跗属，长一尺六寸，跗属以下至地，长三寸，故骨围大则太过，小则不及。

跗属：外侧近踝处。

角以下至柱骨，长一尺，行腋中不见者，长四寸，腋以下至季胁，长一尺二寸，季胁以下至髀枢，长六寸，髀枢以下至膝中，长一尺九寸，膝以下至外踝，长一尺六寸，外踝以下至京骨，长三寸，京骨以下至地，长一寸。

耳后当完骨者，广九寸。耳前当耳门者，广一尺三寸，两颧之间，相去七寸，两乳之间，广九寸半，两髀之间，广六寸半。

足长一尺二寸，广四寸半。肩至肘，长一尺七寸，肘至腕，长一尺二寸半，腕至中指本节，长四寸，本节至其末，长四寸半。

项发以下至背骨，长二寸半，膂骨以下至尾骶二十一节，长三尺，上节长一寸四分分之一，奇分在下，故上七节至于膂骨，九寸八分分之七，此众人骨之度也，所以立经脉之长短也。是故视其经脉之在于身也，其见浮而坚，其见明而大者，多血；细而沉者，多气也。

膂骨：指脊椎骨。

【白话译文】

黄帝问：我想了解一般人骨度的情况，如果一个人的身高为七尺五寸，那他全身骨节的大小、长短该是多少呢？

伯高回答：头盖周围长应是二尺六寸，胸围是四尺五寸，腰围则是四尺二寸。头发覆盖的部分称为颅，从前发际到后发际，整个头颅长为一尺二寸，从前发际至腮的下部长是一尺。五官端正的人，面部上、中、下三部分的长度相等。

从喉结到缺盆中央（指天突穴处）长四寸，从缺盆到胸骨剑突长九寸，超过九寸为肺脏大，不足九寸为肺脏小。从胸骨剑突下到天枢穴之间（脐中）长八寸，超过八寸为胃大，不足八寸为胃小。从天枢穴往下到横骨长六寸半，超过六寸半为大肠宽且长，不足六寸半为大肠狭且短。

横骨的长度是六寸半，从横骨上缘到股骨内侧下缘长一尺八寸。胫骨突起上缘至下缘长三寸半，胫骨突起的下缘到足内踝长一尺三寸，从内踝至地长三寸，从膝部的腘窝至足长一尺六寸，从足背至地长三寸，所以骨围大的骨随之粗大，骨围小的骨也细小。

测量人的侧面，额角至锁骨长一尺，锁骨向下至腋窝长四寸，腋窝至季胁长一尺二寸，季胁至髀枢长六寸，髀枢至膝长一尺九寸，膝至外踝长一尺六寸，外踝至京骨长三寸，京骨至足底长一寸。

耳后两高骨之间，宽九寸，耳前两听宫间，宽一尺三寸，两颧骨之间，宽七寸，两乳之间，宽九寸半，两股骨之间宽六寸半。

足长为一尺二寸，宽为四寸半。肩端至肘长一尺七寸，肘至腕长一尺二寸半，手腕至中指掌指关节长四寸，

读书笔记

掌指关节根部至手指尖长四寸半。

　　测量人的背部，从项部后发际到第一椎骨的长度为二寸半，大椎到尾骶骨共有二十一节，总长为三尺，上七椎每节长一寸四分一厘，共长九寸八分七厘，其余的不尽之数都在以下诸节平均计算。这就是一般人的骨度情况，我们就可以根据这个标准来确定经脉的长短。由此看来，当观察人体经脉的时候，如果呈现于体表浮浅坚实或者是明显粗大的，为多血的经脉；细而深伏的，为多气的经脉。

骨度分寸

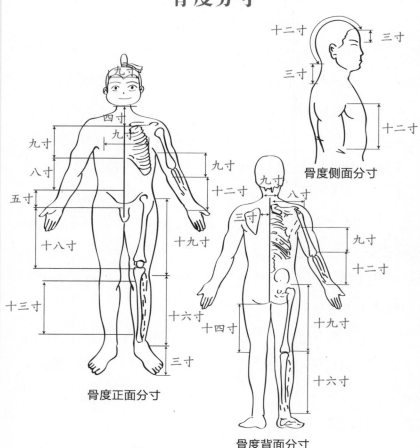

骨度侧面分寸

骨度正面分寸

骨度背面分寸

读书笔记

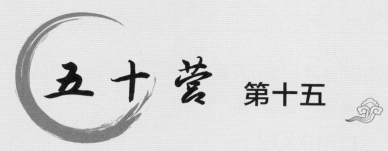

五十营 第十五

名家带你读

　　本篇通过人体二十八经脉与二十八星宿的对应，介绍了人体经脉的长度和经气运行的长度，指出健康的人经气在体内一昼夜循行五十个周次。

🌀 **黄帝曰：余愿闻五十营奈何？**

　　岐伯答曰：天周二十八宿，宿三十六分，人气行一周，千八分。日行二十八宿，人经脉上下、左右、前后二十八脉，周身十六丈二尺，以应二十八宿，漏水下百刻，以分昼夜。故人一呼脉再动，气行三寸；一吸脉亦再动，气行三寸；呼吸定息，气行六寸。十息，气行六尺，日行二分；二百七十息，气行十六丈二尺，气行交通于中，一周于身，下水二刻，日行二十五分；五百四十息，气行再周于身，下水四刻，日行四十分；二千七百息，气行十周于身，下水二十刻，日行五宿二十分；一万三千五百息，气行五十营于身，水下百刻，日行二十八宿，漏水皆尽，脉终矣。

五十营：营，周、圈，营运。五十营，即五十周、圈、度。经脉之气在人体内按一定规律运行，一昼一夜间循行全身五十周，使五脏的精气得以畅行，保持正常的功能状态。

✏️ 读书笔记

所谓交通者，并行一数也，故五十营备，得尽天地之寿矣，凡行八百一十丈也。

【白话译文】

黄帝问：我想了解经脉之气在人体内运行五十个周次的情况是怎样的？

岐伯回答：周天有二十八个星宿，每个星宿之间距离三十六分，人体的经脉之气一昼夜运行五十个周次，合一千零八分。一昼夜中太阳的运行周历了二十八个星宿，分布在人体上下、左右、前后的经脉，共有二十八条，周身经脉的长度是十六丈二尺，与二十八星宿相对应。以铜壶漏水下注百刻为标准来划分昼夜，计算经气在经脉中运行所需的时间。人一呼气，脉跳动两次，经气运行三寸；人一吸气，脉也跳动两次，经气也运行三寸。我们呼吸一次，经气运行六寸。呼吸十次，经气运行六尺，太阳运行二分。呼吸二百七十次，经气运行十六丈零二尺，在此期间，气行上下，贯通八脉，运行一周，漏水下注二刻，太阳运行二十五分。呼吸五百四十次，经气在全身运行两周，这时漏水下注四刻，太阳运行四十分。呼吸二千七百次时，经气在全身运行十周，漏水下注二十刻，太阳运行五个星宿零二十分。呼吸一万三千五百次，经气在全身运行五十周，漏水下注恰为一百刻，太阳运行为二十八个星宿。当铜壶里的水都滴尽时，经气也正好运行五十个周次。前面所谈经气的相互交流贯通，就是指二十八脉在全身运行一周的总数。如果人的经气常常保持在一昼夜运行五十个周次，那么人的身体就会健康，能够享尽自然的寿命。经气在人体运行五十周次的总长度为八百一十丈。

经气在人体的运行

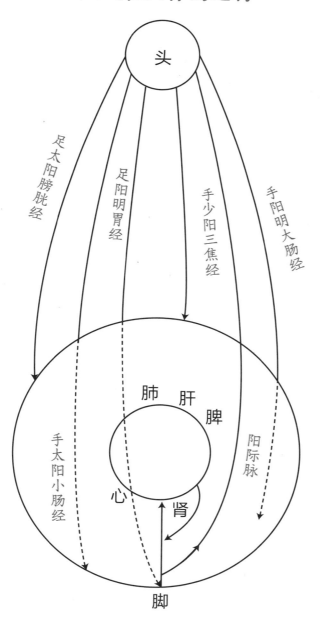

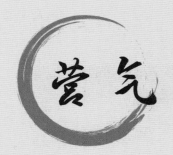

营气 第十六

　　本篇讲述了营气的生成及其循行路线。营气由水谷精微的精华部分生成，由胃传给手太阴肺经，循行一周，到达肝经后，一支直接注入肺经，另一支经行督脉、任脉后进入手太阴肺经，形成了一个周而复始的循环。

　　🌀 黄帝曰：营气之道，内谷为宝，谷入于胃，乃传之肺，流溢于中，布散于外，精专者，行于经隧，常营无已，终而复始，是谓天地之纪。故气从太阴出，注手阳明，上行注足阳明，下行至跗上，注大指间，与太阴合，上行抵髀。从脾注心中，循手少阴，出腋，下臂，注小指，合手太阳，上行乘腋，出䪼内，注目内眦，上巅，下项，合足太阳，循脊下尻，下行注小指之端，循足心，注足少阴，上行注肾。从肾注心，外散于胸中，循心主脉，出腋下臂，出两筋之间，入掌中，出中指之端，还注小指次指之端，合手少阳。上行注膻中，散于三焦，从三焦注胆，出胁，注足少阳，下行至跗上，复从跗注大指间，合足厥阴，上行至肝，从肝上注肺，上循喉咙，入颃（háng）颡（sǎng）之窍，究于畜门。其支别者，上额循巅，下项中，循脊入骶，是督脉也。络阴器，上过毛中，入脐中，上循腹里，入缺盆下注肺中，复出太阴。此营气之所行也，逆顺之常也。

颃颡：上腭内二孔，又称鼻之内窍。

畜门：指鼻孔。

【白话译文】

黄帝说：营气能在人体内发挥重要的作用，以受纳饮食谷物最为关键。水谷入胃，其化生的精微，就传于肺脏，流溢于五脏，布散于六腑，任其精华部分流行于人体的经脉通路之中，流动不息，就这样周而复始地循环，就如同天地日月运转的规律一样。所以营气的运行，起始于手太阴肺经，流注到手阳明大肠经，沿其上行到面部，在面部进入足阳明胃经，再从足阳明胃经下行，到达足背，行至足大趾间，与起始于这里的足太阴脾经相合，然后再上行到达脾脏。从脾注入心中，沿着手少阴心经，从腋窝往下，沿臂的内侧后缘注入手的小指，会合于手太阳小肠经。然后沿着手太阳小肠经上行，过腋窝，向上出于颧骨的内侧，经过眼睛的内眼角，再上行至头顶中央，向下行至项部，在此与足太阳膀胱经相合。接着沿着脊柱向下经过尻部，一直到达足小趾尖，斜入足心，注于足少阴肾经，并沿其到达肾脏。再经过肾脏注入心包络中，并向外散布于胸中，沿着心包络经的主脉——手厥阴心包经从腋下出，循臂下行，从小臂内侧的两条大筋之间进入手掌中，到达中指的指端，并转回流到无名指的指端，在此与手少阳三焦经结合，由此上行注

读书笔记

入两乳正中的膻中穴，并散布于上、中、下三焦，从三焦注入胆，出胁部，注入足少阳胆经，向下行至足背上，再由足背注入足大趾间，合于足厥阴肝经。然后循经上行至肝，从肝上行注入肺中，向上沿着喉咙的后面，进入鼻的内窍，终止于鼻的外孔。而其分支另行的，上行于额部并沿着额部上行至头顶，再沿项部下行，循脊柱两侧继续向下进入骶骨，这正是督脉的循行路线。而后由此通过任脉环绕阴器，经过阴部的毛际，上行进入脐中，再向上进入腹中，上行进入缺盆，然后向下注入肺中，再次进入手太阴肺经，并由此出发开始下一个循环周流。这就是营气的循行路线，是气血循行的常规。

营气的循行路线

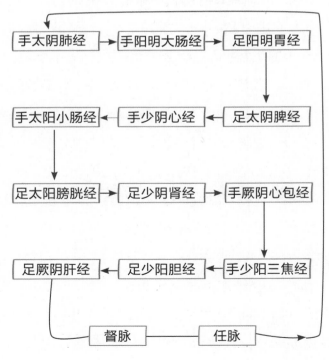

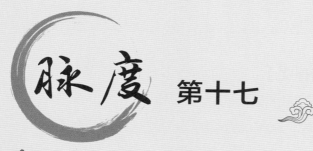

脉度 第十七

名家带你读

　　本篇论述了人体各经脉的长度；介绍了人体奇经八脉中的阴跷脉、阳跷脉的循行路线、作用，脉度量长度时的男女之别。

　　黄帝曰：愿闻脉度。

　　岐伯答曰：手之六阳，从手至头，长五尺，五六三丈。手之六阴，从手至胸中，三尺五寸，三六一丈八尺，五六三尺，合二丈一尺。足之六阳，从足上至头，八尺，六八四丈八尺。足之六阴，从足至胸中，六尺五寸，六六三丈六尺，五六三尺，合三丈九尺。跷脉从足至目，七尺五寸，二七一丈四尺，二五一尺，合一丈五尺。督脉、任脉各四尺五寸，二四八尺，二五一尺，合九尺，凡都合一十六丈二尺，此气之大经隧也。经脉为里，支而横者为络，络之别者为孙，盛而血者疾诛之，盛者泻之，虚者饮药以补之。

疾诛之：疾，快、迅速；诛，消天、去除。疾诛之，是指用放血等方法祛除邪气。

【白话译文】

黄帝问：我想听你说说人体经脉的长度。

岐伯回答：人手的左右有六条阳经，从手到头，每条经脉的长度是五尺，六条经脉相加一共是三丈长。人手的左右有六条阴经，从手到胸中，每条经脉的长度是三尺五寸长，三六共是一丈八尺，五六得三尺，那么六条相加则是二丈一尺长。人脚的左右六条阳经，从脚向上到头每条是八尺，六条经脉共为四丈八尺长。人脚的左右六条阴经，从脚到胸中，每条六尺五寸长，六六得三丈六尺，五六得三尺，六条经脉共为三丈九尺长。人体的左右脉，每一条从脚至眼的长度为七尺五寸，二七得一丈四尺，二五得一尺，两条共为一丈五尺长。督脉、任脉各长四尺五寸，二四得八尺，二五得一尺，两条共为九尺。以上所有经脉加起来的总长度是一十六丈二尺，这就是人体营气通行的主要经脉通道。经脉循行于人体深部，从中分支出来并在经脉之间横行联络的叫作"络脉"，别出络脉的分支叫"孙络"。孙络中气盛而且有瘀血的，应马上用放血等方法快速地除去瘀血，邪气盛的用泻法治疗，正气虚的服用药物来调补。

读书笔记

黄帝曰：跷脉有阴阳，何脉当其数？

岐伯答曰：男子数其阳，女子数其阴，当数者为经，其不当数者为络也。

【白话译文】

黄帝问：蹻脉有阴阳之分，用哪一条来计算长度呢？

岐伯回答：男子以阳蹻脉计数，女子以阴蹻脉计数，计数的为经，不包括在内的称为络。

经脉的长度

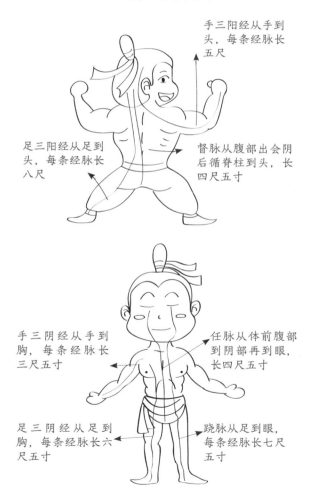

手三阳经从手到头，每条经脉长五尺

足三阳经从足到头，每条经脉长八尺

督脉从腹部出会阴后循脊柱到头，长四尺五寸

手三阴经从手到胸，每条经脉长三尺五寸

任脉从体前腹部到阴部再到眼，长四尺五寸

足三阴经从足到胸，每条经脉长六尺五寸

蹻脉从足到眼，每条经脉长七尺五寸

读书笔记

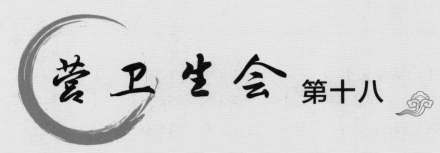

营卫生会 第十八

本篇指出营卫之气在人体的循行与相会，是影响人睡眠质量的根本原因。

> 黄帝曰：老人之不夜瞑者，何气使然？少壮之人不昼瞑者，何气使然？

> 岐伯答曰：壮者之气血盛，其肌肉滑，气道通，荣卫之行，不失其常，故昼精而夜瞑。老者之气血衰，其肌肉枯，气道涩，五脏之气相搏，其营气衰少而卫气内伐，故昼不精，夜不瞑。

精：指神清气爽，精神饱满。

伐：指衰败。

📝 读书笔记

【白话译文】

黄帝问：老年人在夜里不能熟睡是什么原因造成的？年轻人白天精力充沛，夜晚熟睡难醒，又是什么原因？

岐伯回答：年轻力壮的人气血旺盛，肌肉滑利，气道通畅，营气和卫气就能很正常地运行，因此，在白天能精力充沛、精神饱满，夜里就熟睡难醒。而老年人的气血已经衰弱，肌肉萎缩，其气道也就艰涩难通，五脏功能不协调，营气衰少，卫气内扰，营卫失调，不能正常规律运行，使得白天的精力不充沛，夜里又难以熟睡。

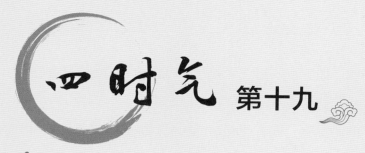

四时气 第十九

本篇指出针刺治疗必须根据四季气候的不同来选择适当的穴位，以及确定进针的深浅和施针的手法；重点分析了温疟病、风水病、飧泄病、转筋病的取穴与治疗原则与方法。

黄帝问于岐伯曰：夫四时之气，各不同形，百病之起，皆有所生，灸刺之道，何者为定？

岐伯答曰：四时之气，各有所在，灸刺之道，得气穴为定。故春取经、血脉、分肉之间，甚者深刺之，间者浅刺之。夏取盛经孙络，取分间绝皮肤。秋取经腧，邪在腑，取之合。冬取井荥，必深以留之。

【白话译文】

黄帝问岐伯：一年四季中气候各不相同，而各种疾病的发生又大都与四时的气候有关。灸刺的方法，也因各个季节的气候变化而有所不同，这其中有什么规律吗？

岐伯回答：每一个季节都有自己的气候特点，其影响人体也有一定的发病部位，灸刺治疗的方法，也是要以这一季节的气血特点为依据的。因此，在春天灸刺，应该取

读书笔记

大经脉、血脉和分肉之间的气道，病重的用深刺法，病轻的用浅刺法；在夏季针刺，应取在这一季节偏盛的六阳经皮腠间的支络，或者用刺透皮肤而只到达分肉之间的浅刺法；在秋季针刺，应取经脉的腧穴，如若病邪在六腑，则取阳经的合穴；在冬季针刺，应取已病脏腑所对应经脉的井穴和荥穴，而且一定要深刺并留针时间长些。

🌀 **温疟汗不出，为五十九痏，风㽱（shuì）肤胀，为五十七痏，取皮肤之血者，尽取之。飧泄，补三阴之上，补阴陵泉，皆久留之，热行乃止。转筋于阳，治其阳，转筋于阴，治其阴，皆卒刺之。**

【白话译文】

若患了温疟病，没有出汗症状的，可取五十九个治疗热病的腧穴。患风水病肌肤肿胀的，可以取五十七个治疗水病的腧穴，如果皮下有瘀血，应当刺络放血。脾胃虚寒所致的飧泄，应该针刺三阴交，使用补法，同时补脾经的合穴阴陵泉，都要长时间留针，直至针下有热感才能起针。至于转筋病，如其部位在外侧，就取刺三阳经的穴位，其部位在内侧的，就取刺三阴经的穴位，都使用火针针刺。

风㽱：㽱，《太素》《甲乙经》肉作水。风㽱是一种外感风邪引起的风水病。

卒刺：在此是指使用火烧过的针治疗。

✏️ 读书笔记

火针

　　火针是用火烧红的针尖迅速刺入穴内，以治疗疾病的一种方法。火针有温经通络、祛风散寒的作用。火针主要用于治疗痹病、胃下垂、胃脘痛、泄泻、阳痿、瘰疬、风疹、月经不调、痛经等。

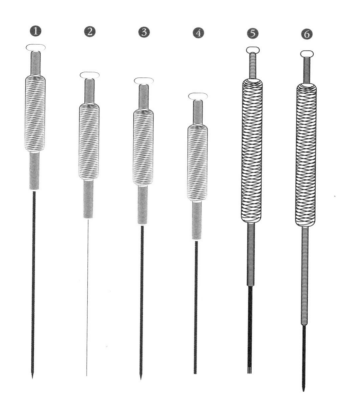

❶ 毫火针 (针尖直径 0.25 ～ 0.5mm)

❷ 细火针 (针尖直径 0.5mm)

❸ 中火针 (针尖直径 0.75mm)

❹ 平头火针 (针尖直径 1.2mm)

❺ 三头火针 (针尖直径 0.75mm)

❻ 粗火针 (针尖直径 1.2mm)

读书笔记

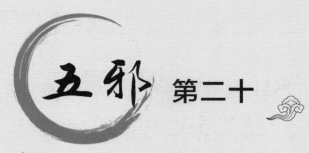

五邪 第二十

本篇论述了病邪侵入五脏时所产生的一系列病状，并介绍了病邪在不同部位时治疗过程中的取穴、用针原则。

邪在肺，则病皮肤痛，寒热，上气喘，汗出，咳动肩背。取之膺中外腧，背三节五脏之傍，以手疾按之，快然，乃刺之，取之缺盆中以越之。

邪在肝，则两胁中痛，寒中，恶血在内，行善掣（chè）节，时脚肿，取之行间，以引胁下，补三里以温胃中，取血脉以散恶血，取耳间青脉以去其掣。

膺中：胸部中部。

掣：此处指痉挛。

耳间青脉：耳轮后青络上的瘛脉穴。

✏ 读书笔记

【白话译文】

病邪在肺，就会有皮肤疼痛、恶寒发热、气逆而喘、出汗的症状，并因剧烈咳嗽而引起肩背疼痛。治疗时应取胸部中部和外侧的中府穴、云门穴，以及背部的第三胸椎旁的肺俞穴，针刺之前先用手快速地按压，患者有了舒适感以后再将针刺入，然后再取缺盆正中间的天突穴，用来驱散肺中的邪气。

病邪在肝，就会有两胁疼痛、中焦脾胃寒气偏盛的症状，且肝藏血，肝病会有瘀血停留积滞在体内，使得肝气不足以养筋，行走时就会出现小腿抽筋的现象，关节有时也会肿痛。治疗时应取足厥阴肝经的荥穴行间穴，用来引导郁结之气向下运行，便可缓解胁痛；补足三里穴用来温胃暖中，同时针刺本经的脉络以散除其中的瘀血，再取耳轮后青络上的瘛脉穴，以缓解牵引痛。

🌀 **邪在脾胃，则病肌肉痛。阳气有余，阴气不足，则热中善饥；阳气不足，阴气有余，则寒中肠鸣腹痛。阴阳俱有余，若俱不足，则有寒有热，皆调于三里。**

【白话译文】

邪气在脾胃，就会有肌肉疼痛的症状。如果阳气有余，阴气不足，那么胃腑阳热的邪盛会使人感到胃中灼热，从而导致消化加快，容易饥饿；如果阳气不足，阴气有余，那么就会使人感到脾气虚寒，导致肠鸣腹痛；如果阴气和阳气都有余，就会导致邪气偏盛；如果阴气和阳气都不足，就会导致正气不足，从而病发寒热。但不论是寒是热，都可以用针刺足阳明经的足三里穴的方法来进行调治。

🌀 **邪在肾，则病骨痛，阴痹。阴痹者，按之而不得，腹胀，腰痛，大便难，肩背颈项痛，时眩。**

读书笔记

取之涌泉、昆仑，视有血者，尽取之。

【白话译文】

邪气在肾，就会有骨痛、阴痹的症状。阴痹，就是身体疼痛的地方不固定，即使用手按压也不能确定疼痛的具体部位，会出现腹胀、腰痛、大便困难，肩、背、颈、项都出现屈伸不利的疼痛的症状，而且经常感到眩晕。治疗时应取涌泉、昆仑两穴，如果伴有瘀血的现象就用针刺使其出血。

邪在心，则病心痛，喜悲，时眩仆。视有余不足而调之其输也。

【白话译文】

邪气在心，就会有心痛，情绪悲伤，时常有眩晕甚至昏倒的症状。治疗时应根据其阴阳气血的有余和不足来确定如何取本经的输穴，用补虚泻实的方法进行调治。

读书笔记

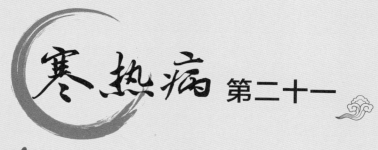

寒热病 第二十一

名家带你读

本篇论述了邪气侵犯人体不同部位后发生寒热病的表现与治疗方法。

皮寒热者，不可附席，毛发焦，鼻槁腊，不得汗。取三阳之络，以补手太阴。

肌寒热者，肌痛，毛发焦而唇槁腊，不得汗。取三阳于下以去其血者，补足太阴以出其汗。

骨寒热者，病无所安，汗注不休。齿未槁，取其少阴于阴股之络；齿已槁，死不治。骨厥亦然。骨痹，举节不用而痛，汗注烦心。取三阴之经，补之。

槁腊：腊，干的意思。"槁""腊"为同意复词，即干燥。

三阳之络：三阳，指太阳。三阳之络，指足太阳膀胱经的络穴飞扬穴。

举节：所有的关节。举，全。

【白话译文】

邪在皮肤而发生的寒热病，表现为皮肤疼痛甚至不能着席。肺热，所以体内津液不能很好地输布，使得毛发焦枯、鼻中干燥、汗不能出。在治疗时应泻足太阳之络以祛除瘀血，并补手太阴经的大钟穴进行治疗。

邪在肌肉而发生的寒热病，表现为肌肉痛、毛发焦枯且口唇干裂、汗不能出。在治疗时取足太阳经在小腿部的穴位，放出其瘀血，再补足太阴脾经的穴位，以达到通过出汗而将其治愈的效果。

邪在骨而发生的寒热病，表现为患者焦躁不安、出汗不止。如果牙齿还没有枯槁，说明阴气还在，在治疗时可取足少阴经在大腿内侧的络穴大钟穴；如果牙齿已经枯槁了，那就是死证，已经无法救治了。骨厥病也是这样来诊治、判断的。患骨痹病的人，全身关节活动不自如，而且关节疼痛、大汗淋漓、烦躁不安，在治疗时应用补法取三阴经的穴位。

寒热病的治疗

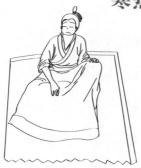

皮寒热

病症为皮肤疼痛甚至不能着席，毛发焦枯，鼻中干燥，汗不能出。治疗方法为泻足太阳之络以祛表热，并补手太阴经的大钟穴进行治疗。

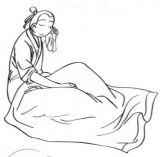

骨寒热

病症为焦躁不安，出汗不止。治疗方法为取足少阴经大腿内侧的络穴大钟穴进行治疗。

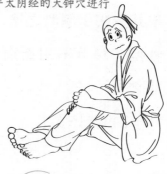

肌寒热

病症为肌肉痛，毛发焦枯，口唇干裂，汗不能出。治疗方法为取足太阳经在小腿部的穴位，放出其瘀血，再补足太阴脾经的穴位。

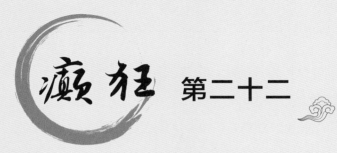

癫狂 第二十二

名家带你读

本篇论述了癫狂的病症特点、治疗方法的依据；讲述了癫狂的发病原因、发作时的表现及其治疗方法。

癫疾始生，先不乐，头重痛，视举目赤，甚作极已，而烦心，候之于颜。取手太阳、阳明、太阴，血变而止。

视举：目上视

颜：眉目之间。

治癫疾者，常与之居，察其所当取之处。病至，视之有过者泻之，置其血于瓠（hú）壶之中，至其发时，血独动矣。不动，灸穷骨二十壮。穷骨者，骶骨也。

瓠：指葫芦。

【白话译文】

癫病开始发作时，患者先是感觉精神抑郁、闷闷不乐、头部沉重疼痛、双眼上视、眼睛发红。而在严重发作时就会心中烦乱。诊断的时候，可以通过观察其天庭部位的色泽来判断其病是否将要发作。治疗这一类型的癫病时应取手太阳经、手阳明经和手太阴经的穴位，针刺将其恶血泄出，等到其血色由紫暗转变为正常以后停针。

　　要想很好地治疗癫病，需要医生常与患者住在一起，观察其发病过程中的情况和变化，根据其症状的特点，判断出病邪的部位，并断定发病时应该取何经穴治疗。当病发作时，取邪气最盛的经脉，选适当的穴位用泻法针刺，并将血放在一个葫芦里，等到这个患者再次发病时，这个葫芦中的血就会动。如果不动，便灸穷骨二十壮，穷骨就是骶骨，这样可以取得较好的治疗效果。

妄：登高而歌、弃衣而走等。

　　🌀 **狂言、惊、善笑、好歌乐、 妄 行不休者，得之大恐，治之取手阳明、太阳、太阴。狂，目妄见、耳妄闻、善呼者，少气之所生也，治之取手太阳、太阴、阳明、足太阴、头、两颞。**

　　狂者多食，善见鬼神，善笑而不发于外者，得之有所大喜，治之取足太阴、太阳、阳明，后取手太阴、太阳、阳明。狂而新发，未应如此者，先取曲泉左右动脉，及盛者见血，有顷已，不已，以法取之，灸骨骶二十壮。

📝读书笔记

　　【白话译文】

　　患狂病的人，表现为言语狂妄，容易受惊，爱笑，喜欢高声歌唱，行为狂妄没有休止，其患病原因一般是受到了极大的惊吓。治疗的时候应该针刺手阳明经、手太阳经和手太阴经的穴位。虚证者，表现为两眼总是看见异物，两耳总是听到异常的声音，时常呼叫，这是由于神气衰少所造成的。治疗的时候应取手太阳经、手太阴经、手阳明经、足太阴经及头部和两腮的穴位。

患狂病的人食量特别大，经常像见了鬼神一样，常笑但是不发出笑声，这是由于过度欢喜伤及心神所造成的，治疗的时候应取足太阴经、足太阳经、足阳明经的穴位，配以手太阴经、手太阳经和手阳明经的穴位。狂病患者在刚刚患病，还没有见到以上诸种症状时，治疗应先取足厥阴经的左右曲泉穴两侧的动脉，邪气盛的经脉就用放血疗法，病可很快痊愈。如果仍然不好，就依照前述的治法取穴针刺，并灸骶骨二十壮。

狂病的表现

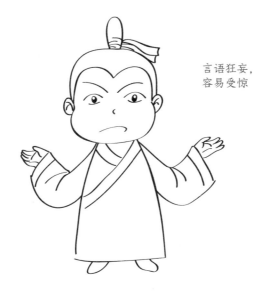

言语狂妄，
容易受惊

行为夸张，
无休止

读书笔记

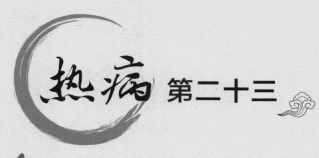

热病 第二十三

本篇分析了偏枯病和痱病的区别；论述了热病的症状、诊断及治疗方法。

偏枯：病名，属于中风证的一种，因久病则患侧肢比健侧肢枯瘦，不能随意运动，故名偏枯。

痱：又名风痱，同偏枯一样，皆有一侧肢体痿废不用，但二者有所区别，偏枯无意识障碍，风痱有意识障碍，相当于中风证中脏腑的阶段。

偏枯，身偏不用而痛，言不变，志不乱，病在分腠之间，巨针取之，益其不足，损其有余，乃可复也。

痱（fèi）之为病也，身无痛者，四肢不收，智乱不甚，其言微知，可治；甚则不能言，不可治也。病先起于阳，后入于阴者，先取其阳，后取其阴，浮而取之。

【白话译文】

偏枯病的症状表现为半身不遂且疼痛，如果患者言语如常，神志清醒，说明病邪在肌肉腠理之间，还没进入内里。治疗时可以让患者卧床并发汗，再用大针刺治，补益不足的正气，祛除有余的邪气，就可以康复了。

痱病的症状表现为全身没有疼痛的感觉，四肢弛缓，不能屈伸，神志有些混乱，但不严重，语言模糊，但还可以分辨，说明病情较轻，还可以治疗；如果病情严重，已经不能言语的，就难以治疗了。如果痱病先起于阳分，而后深入阴分，治疗时应该先针刺阳经，后刺阴经，针刺的程度应该比较浅。

偏枯与风痱

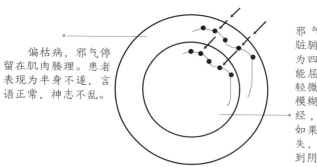

偏枯病，邪气停留在肌肉腠理。患者表现为半身不遂，言语正常，神志不乱。

风痱病，邪气已经侵入脏腑。患者表现为四肢弛缓，不能屈伸，神志有轻微障碍，语言模糊。若病在阳经，可治愈；如果患者神志丧失，则病已发展到阴经，难治。

🌀 **热病三日，而气口静、人迎躁者，取之诸阳，五十九刺，以泻其热而出其汗，实其阴以补其不足者。身热甚，阴阳皆静者，勿刺也。其可刺者，急取之，不汗出则泄。所谓勿刺者，有死征也。**

【白话译文】

热病到了第三天，如果寸口的脉象平稳，人迎部的脉象躁动，这说明邪在表面还没有进入内里，治疗时可选阳经上治疗热病的五十九个腧穴进行针刺，用以祛除表面的热邪，使邪气随汗而流出体外。同时配用充实阴经的方法，用来补益阴精的不足。发热很严重的患者，寸口和人迎的脉象都显得很沉静，这是阳病见阴证，一般不允许针刺；对于还有针刺可能的病证，就必须用疾刺法，虽没有出汗，但仍可祛除热邪。所谓不能针刺，是由于脉证不符，而见死证的征象。

🌀 **热病，嗌干多饮，善惊，卧不能起，取之肤肉，以第六针，五十九；目眦青，索肉于脾，不得，索之木，木者肝也。**

热病面青，脑痛，手足躁，取之筋间，以第四针，于四逆；筋躄目浸，索筋于肝，不得，索之金，金者肺也。

四逆：四肢厥逆。

目浸：眼泪注注，浸淫不收。

【白话译文】

热病如果表现为咽干、口渴喜饮、易受惊吓、不能安卧等症状，就是邪在肌肉的病变，治疗时应用九针中的第六针（员利针），在治疗热病的五十九个穴位中，选择与肌肉有关的穴位针刺。如果眼角色青，属于脾经的病变，因脾主肉，所以治疗时应当针刺肌肉，也就是从脾经入手。但是治疗的时候，不能刺治属木的肝经腧穴，因为肝木能克制脾土。

读书笔记

热病如果表现为面色青、头痛、手足躁动等，就是邪客于筋的病变，治疗时应用九针中的第四针（锋针），在其手足四肢不利的地方施针。要是脚不能走路，泪流不止，属于肝经的病变，肝主筋，所以治疗时应当针刺到筋，也就是从肝入手。但是治疗的时候，不能刺治属金的肺经腧穴，因为肺金能克制肝木。

热病的治疗

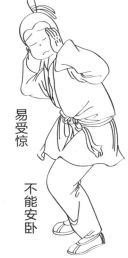

咽干而多饮

易受惊

不能安卧

邪克肌肉的病变

症状	咽干而多饮，易受惊，不能安卧
治疗方法	以针刺肌肉为主，用九针中的员利针，从热病五十九穴中的有关穴位取治

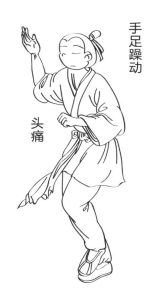

手足躁动

头痛

邪克于筋的病变

症状	头痛，面色发青，手足躁动
治疗方法	用九针中的锋针，在其手足四肢不利的地方施针

读书笔记

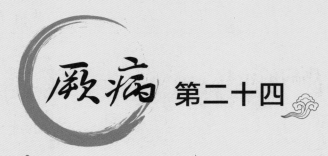

厥病 第二十四

名家带你读

名家带你读

　　本篇论述了厥头痛的表现与治疗方法，并指出真头痛是不可治疗之症；介绍了一些其他厥病，如耳聋、耳鸣等症状的治疗。

厥头痛：病证名。其为由经气逆乱，上干头脑而致的头痛。厥，气逆之意。

头脉痛：头部沿一定的经脉循行处疼痛。

　　🌀 **厥头痛，面若肿起而烦心，取之足阳明、太阴。**

　　厥头痛，头脉痛，心悲，善泣，视头动脉反盛者，刺尽去血，后调足厥阴。

　　【白话译文】

　　经气上逆而导致头痛的，称为"厥头痛"。如果伴有面部水肿、心烦等症状，可以针刺足阳明胃经和足太阴脾经的穴位进行治疗。

　　患了厥头痛，如果表现为头部脉络跳痛、心情悲伤、常常哭泣，经诊察，其头部络脉搏动明显且有充血的情况，治疗时可以针刺放出瘀血，然后调治足厥阴肝经。

真头痛：病证名。其指头痛危重证候。症见剧烈疼痛，整个头部都痛，手足逆冷等。

　　🌀 **真头痛，头痛甚，脑尽痛，手足寒至节，死不治。**

　　【白话译文】

　　如患真头痛，疼痛剧烈，整个头部都痛，手脚冰冷直达肘膝关节，为不治之症。

厥气上逆导致头痛的表现
症状及治疗方法

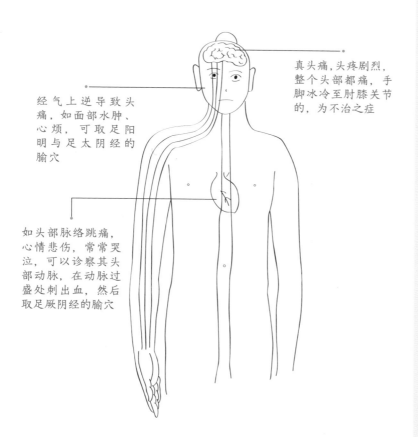

真头痛，头疼剧烈，整个头部都痛，手脚冰冷至肘膝关节的，为不治之症

经气上逆导致头痛，如面部水肿、心烦，可取足阳明与足太阴经的腧穴

如头部脉络跳痛，心情悲伤，常常哭泣，可以诊察其头部动脉，在动脉过盛处刺出血，然后取足厥阴经的腧穴

🌀 耳聋无闻，取耳中；耳鸣，取耳前动脉；耳痛不可刺者，耳中有脓，若有干耵（dīng）聍（níng），耳无闻也。耳聋，取手小指次指爪甲上与肉交者，先取手，后取足。耳鸣取手中指爪甲上，左取右，右取左，先取手，后取足。

耵聍：耳垢、耳屎。

【白话译文】

耳朵聋听不到声音的，针刺位于耳中的听宫穴；耳鸣的，针刺耳朵前面动脉旁的耳门穴；耳朵疼痛的，有的情况是不能针刺的，比如耳中有脓，或由于耳垢充塞造成的耳痛。治疗一般的耳聋时，应针刺手足无名指（趾）的指（趾）甲上方与肉交界处的穴位，先刺手上的关冲穴，后刺足部的足窍阴穴；治疗耳鸣时，应刺手足中指（趾）的指（趾）甲上方的穴位，要是左耳鸣就刺右侧手足的穴位，要是右耳鸣就刺左侧手足的穴位，先取手上的穴位，后取足部的大敦穴。

读书笔记

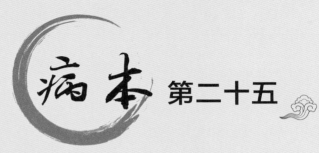

病本 第二十五

本篇论述了疾病标本先后之间的关系，提出了治疗标本先后的治疗原则；指出要根据疾病的先后发生和病情的缓急轻重来决定治疗的主次先后。

先病而后逆者，治其本。先逆而后病者，治其本。先寒而后生病者，治其本。先病而后生寒者，治其本。先热而后生病者，治其本。先泄而后生他病者，治其本，必且调之，乃治其他病。先病而后中满者，治其标；先病后泄者，治其本；先中满而后烦心者，治其本。

寒：指寒性疾病。

热：指热性疾病。

泄：指腹泻。

【白话译文】

先患有某种疾病，然后出现气血违逆不和症状的，应先治疗其已患的疾病；先出现气血违逆不和症状，然后引发某种病变的，应先治疗气血不和这个本病；先患有寒病，然后引发其他病变的，应先治疗寒病；先患有某种疾病，然后出现寒病的，应先治疗已患的疾病；先患有热病，然后引发其他病变的，应先治疗热病；先患有某种疾病，然后出现热病的，应先治疗已患的疾病；先发生

读书笔记

泄泻，然后转化为其他疾病的，应先治疗泄泻病，再治疗引发的其他疾病；先患有某种疾病，然后发生泄泻的，应先治疗已患的疾病；先患有某种疾病，然后引发中满症状的，应先治疗中满这个标病；先有中满症状继而心中烦闷的，应先治疗中满这个本病。

客气：即所受的邪气。

同气：与客气相对，指正气。

有客气，有同气。大小便不利，治其标；大小便利，治其本。

【白话译文】

人体有受了六淫邪气而发病的，也有因不适应四时气候变化而发病的。不论属于哪种情况，凡出现大小便不利症状的，都应先治疗大小便不利这个标病；大小便通利的，就应先治疗其他疾病。

病发而有余，本而标之，先治其本，后治其标；病发而不足，标而本之，先治其标，后治其本。谨详察间（jiàn）甚，以意调之，间者并行，甚为独行。先小大便不利而后生他病者，治其本也。

间甚：病轻浅者为"间"，病急重者为"甚"。

【白话译文】

疾病发作后出现的症状属于实证的，应采取"本而标之"的方法，先祛除其充盛的邪气，然后治疗其他标病；疾病发作后出现的症状属于虚证的，应采取"标而本之"的方法，先补充不足的正气，然后治疗由邪气所引发的疾病之本。治疗时必须仔细地观察病情的变化，用心加以调治，病情较轻的，可标本同治；病情严重的，则标本分治。如先有大小便不利症状，然后出现其他疾病的，应先治疗大小便不利这个本病。

标本中气

　　人生活在宇宙之中，既受六气之益，又受六气之害。如六气运化不合其时，则会对自然界、人体造成伤害。人体脏腑经脉有表有里，有标有本，所以百病之起，有生于标者，有生于本者，有生于中气者。

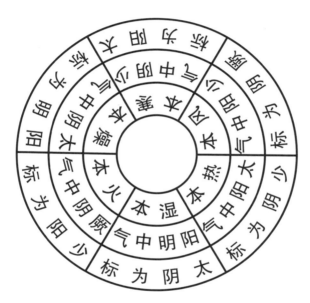

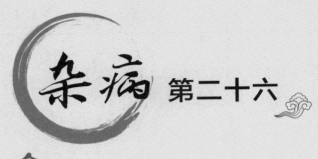

杂病 第二十六

名家带你读

本篇论述了杂病的表现与治疗方法。

厥挟脊而痛者至顶，头沉沉然，目晄（huāng）晄（huāng）然，腰脊强，取足太阳腘中血络。

厥，胸满面肿，唇漯漯然，暴言难，甚则不能言，取足阳明。

厥气走喉而不能言，手足清，大便不利，取足少阴。

厥而腹向向然，多寒气，腹中谷谷，便溲难，取足太阴。

晄晄：视物不清。

漯漯：肿大流涎的样子，这里指唇肿而厚。

谷谷：水声，此以借喻腹中鸣声。

读书笔记

【白话译文】

厥病，经气上逆导致身体脊柱两侧的部位至头部疼痛无比、头部昏沉、眼睛视物不清、腰脊强直的，应取足太阳经在腘窝的委中穴处的络脉针刺之，至出血。

厥病，经气运行无规律，以致出现胸闷面肿、唇肿流涎、突然言语困难，更有甚者不能说话的，应取足阳明胃经的穴位进行针刺。

厥病，经气上逆至喉咙，使其不能说话、手足发冷、大便不畅的，应取足少阴肾经的穴位进行针刺。

厥病，经气乱行，以致出现腹部胀满、寒气内盛、肠鸣、大小便不利等症状，应取足太阴脾经的穴位进行针刺。

经气上逆的疾病

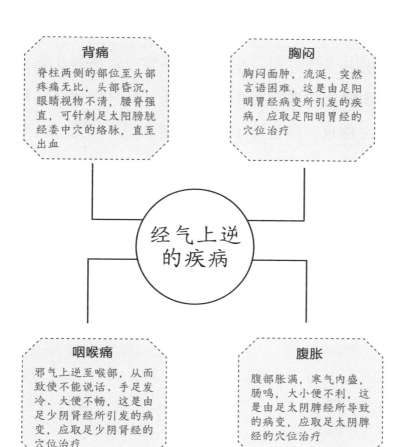

背痛
脊柱两侧的部位至头部疼痛无比，头部昏沉，眼睛视物不清，腰脊强直，可针刺足太阳膀胱经委中穴的络脉，直至出血

胸闷
胸闷面肿，流涎，突然言语困难，这是由足阳明胃经病变所引发的疾病，应取足阳明胃经的穴位治疗

经气上逆的疾病

咽喉痛
邪气上逆至喉部，从而致使不能说话、手足发冷、大便不畅，这是由足少阴肾经所引发的病变，应取足少阴肾经的穴位治疗

腹胀
腹部胀满，寒气内盛，肠鸣，大小便不利，这是由足太阴脾经所导致的病变，应取足太阴脾经的穴位治疗

读书笔记

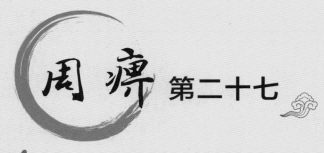

周痹 第二十七

名家带你读

本篇论述了众痹与周痹的区别，阐述了众痹的起病特点和针刺治疗的关键，提出在治疗痹痛的同时应防止本病复发的观点；阐述了周痹的起病特点和治疗方法。

移徙：移动，流走。

将：还是。

擉痛：擉，聚集之意。擉痛，即疼痛聚集在某一部位。

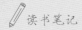 读书笔记

　　🌀 **黄帝问于岐伯曰：周痹之在身也，上下移徙，随脉其上下，左右相应，间不容空，愿闻此痛，在血脉之中邪？将在分肉之间乎？何以致是？其痛之移也，间不及下针，其擉（xù）痛之时，不及定治，而痛已止矣。何道使然？愿闻其故。**

　　岐伯答曰：此众痹也，非周痹也。

【白话译文】

　　黄帝问岐伯：人患有周痹病时，病邪随经脉的运行而上下移动，其疼痛的部位上下左右相应，并且时时迁移至全身各处，我想知道引起这种疼痛的病邪是在血脉，还是在分肉之间？是怎样形成这种病的？这种疼痛移动的速度之快以至于来不及在痛处下针，当痛处比较集中时，还没有决定如何去治，其疼痛又停止了，这是什么道理？我很想知道其中的缘故。

　　岐伯回答：这个病是众痹，而不是周痹。

🌀 黄帝曰：愿闻众痹。

岐伯对曰：此各在其处，更发更止，更居更起，以右应左，以左应右，非能周也，更发更休也。

黄帝曰：善。刺之奈何？

岐伯对曰：刺此者，痛虽已止，必刺其处，勿令复起。

【白话译文】

黄帝问：我也想听你讲讲众痹。

岐伯回答：众痹之病邪分布于人体的各处，时发时止，此起彼伏，左侧会影响到右侧，右侧也会影响到左侧，但不是全身皆痛，而是交互发作和停止的。

黄帝问：讲得好。那怎样针刺治疗呢？

岐伯回答：用针刺治疗这种病，疼痛虽然在某个部位已经停止，但仍应针刺该处，防止其重新发作。

🌀 帝曰：善。愿闻周痹何如？

岐伯对曰：周痹者，在于血脉之中，随脉以上，随脉以下，不能左右，各当其所。

黄帝曰：刺之奈何？

岐伯对曰：痛从上下者，先刺其下以过之，后刺其上以脱之。痛从下上者，先刺其上以过之，后刺其下以脱之。

更：易。

以右应左，以左应右：左侧会影响到右侧，右侧也会影响到左侧。

脱：除病。

【白话译文】

黄帝问：好极了。我还想听你讲讲周痹是怎么回事。

岐伯回答：周痹，其邪气存在于血脉之中，随着血脉的运行而或上或下移动，不能左右移动。邪气到哪里，哪里就发生疼痛的症状。

黄帝问：怎样进行针刺呢？

岐伯回答：疼痛由上部而至下部的，先针刺其下部以阻遏病邪的进一步流窜，然后针刺其上部以彻底祛除其病邪；疼痛由下部而至上部的，先针刺其上部以阻遏病邪的流窜，然后针刺其下部以彻底祛除其病邪。

众痹、周痹的鉴别

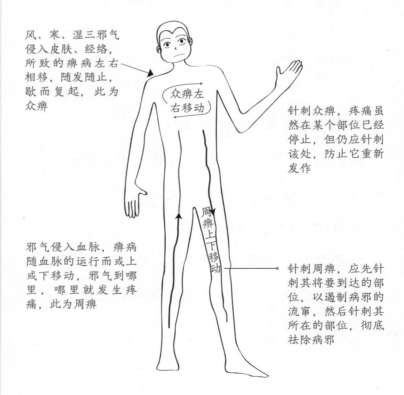

风、寒、湿三邪气侵入皮肤、经络，所致的痹病左右相移，随发随止，歇而复起，此为众痹

众痹左右移动

针刺众痹，疼痛虽然在某个部位已经停止，但仍应针刺该处，防止它重新发作

邪气侵入血脉，痹病随血脉的运行而或上或下移动，邪气到哪里，哪里就发生疼痛，此为周痹

周痹上下移动

针刺周痹，应先针刺其将要到达的部位，以遏制病邪的流窜，然后针刺其所在的部位，彻底祛除病邪

读书笔记

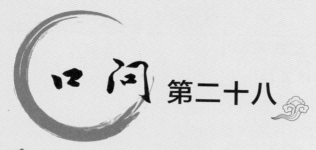

口问 第二十八

本篇主要是岐伯向黄帝传授一些口述相传的医学知识，主要是病邪侵入各孔窍时所产生的疾病及其治疗方法，包括哀叹、自咬舌、打哈欠等。

黄帝曰：人之唏（xī）者，何气使然？

岐伯曰：此阴气盛而阳气虚，阴气疾而阳气徐，阴气盛而阳气绝，故为唏。补足太阳，泻足少阴。

唏：悲泣后的哽咽之声。

【白话译文】

黄帝问：人发出哀叹是什么气所造成的呢？

岐伯回答：这是由于阴气充盛而阳气空虚，故阴气运行急速而阳气运行缓慢，进一步加剧了阴气的旺盛和阳气的衰微，因此而生哀叹。治疗时，可补足太阳经，泻足少阴经。

黄帝曰：人之自啮（niè）舌者，何气使然？

岐伯曰：此厥逆走上，脉气辈至也。少阴气至则啮舌，少阳气至则啮颊，阳明气至则啮唇矣。视主病者则补之。

啮：咬。

【白话译文】

黄帝问：人有时自咬其舌，是什么原因造成的呢？

岐伯回答：这是由于厥逆之气上行，波及各经脉之气导致分别上逆而造成的。如少阴脉气上逆，就会咬舌；少阳脉气上逆，就会咬颊部；阳明脉气上逆，就会咬唇。治疗时，应根据所咬的部位来确定属于何脉气上逆，而后据症施以相应的补法。

经气逆行导致自咬

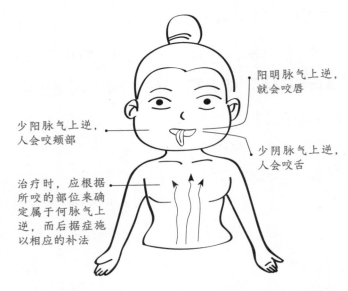

少阳脉气上逆，人会咬颊部

阳明脉气上逆，就会咬唇

少阴脉气上逆，人会咬舌

治疗时，应根据所咬的部位来确定属于何脉气上逆，而后据症施以相应的补法

🌀 岐伯曰：肾主为欠，取足少阴。肺主为哕，取手太阴、足少阴。唏者，阴与阳绝，故补足太阳，泻足少阴。振寒者，补诸阳。噫者，补足太阴、阳明。嚏者，补足太阳、眉本。亸（duǒ），因其所在，补分肉间。泣出，补天柱，经侠颈，

亸：指全身倦惰无力，四肢酸软。

侠颈者，头中分也。太息，补手少阴、心主、足少阳留之。涎下，补足少阴。耳鸣，补客主、人手大指爪甲上与肉交者。自啮舌，视主病者，则补之。目眩头倾，补足外踝下，留之。痿厥，心悗，刺足大指间上二寸留之；一曰，足外踝下，留之。

【白话译文】

岐伯说：因肾气虚而生的哈欠，应取足少阴肾经以刺之；因精气不能到达肺而致的呃逆，应取手太阴肺经和足少阴肾经以刺之；哽咽是由于阴盛阳衰所致，所以要补足太阳膀胱经，泻足少阴肾经；针治振寒症状，应补各阳经；针治嗳气症状，应补足太阴脾经和足阳明胃经；针治喷嚏之症，应补足太阳膀胱经的攒竹穴；针治全身无力、四肢酸软的症状，应根据发病部位，在相应分肉间施以补法；针刺悲伤时涕泪俱出之症，应补颈项后的天柱穴；长叹息，应补手少阴心经、手厥阴心包经和足少阳胆经且留针；针治流涎之病，应补足少阴肾经；针治耳鸣之病，应补足少阳胆经的客主人穴，以及位于手拇指指甲部的手太阴肺经的少商穴；自咬其舌之病，针刺时应根据发病部位所属经脉，分别施以相应的补法；对于目眩、头倾，应补足外踝后的昆仑穴且留针；四肢疲软无力而厥冷、心中烦闷的，应针刺其足大趾末节后二寸处且留针，或针刺足外踝后的昆仑穴且留针。

读书笔记

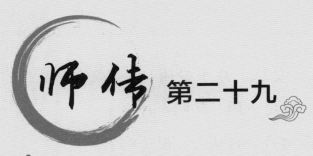

师传 第二十九

名家带你读

本篇是岐伯向黄帝介绍先师传下来的医学心得，包括治病时医生如何顺应患者的意志，如何使患者觉得舒适，如何配合治疗；介绍了测候五脏六腑的方法。

🌀 **黄帝曰：便病人，奈何？**

岐伯曰：夫中热消瘅，则便寒；寒中之属，则便热。胃中热则消谷，令人悬心，善饥。脐以上皮热，肠中热，则出黄如糜；脐以下皮寒，胃中寒，则腹胀；肠中寒，则肠鸣，飧泄。胃中寒，肠中热，则胀而且泄；胃中热，肠中寒，则疾饥，小腹痛胀。

【白话译文】

黄帝问：怎样做才使患者觉得适宜呢？

岐伯回答：由于体内热聚而导致多食易饥的消渴患者，适宜采用属寒凉的治法；对于体内有寒的患者，适宜采用属温热的治法；胃内有热则食物容易消化，使人常感饥饿且胃中空虚难耐，导致肚脐以上的皮肤皆发热；脐以上的皮肤有热感，是肠中有热，会排出像黄色稀粥一样的粪便；脐以下的皮肤觉寒，是胃中有寒，会出现腹部胀满；肠中有寒，会出现肠鸣易泻；胃中有寒且肠中有热，会出现腹部胀满且泄泻的症状；胃中有热且肠中有寒，会出现易饿而又有小腹胀痛的症状。

黄帝曰：五脏之气，阅于面者，余已知之矣。以肢节知而阅之，奈何？

岐伯曰：五脏六腑者，肺为之盖，巨肩，陷咽，候见其外。黄帝曰：善。

岐伯曰：五脏六腑，心为之主，缺盆为之道，骺（kuò）骨有余，以候𩩲骬。黄帝曰：善。

骺骨：肩端骨。

岐伯曰：肝者主为将，使之候外，欲知坚固，视目小大。黄帝曰：善。

使之迎粮：接受饮食物。

岐伯曰：脾者主为卫，使之迎粮，视唇舌好恶，以知吉凶。黄帝曰：善。

岐伯曰：肾者主为外，使之远听，视耳好恶，以知其性。

【白话译文】

黄帝问：观察面色以知五脏精气之虚实的方法，我已懂得了，但以观察形体、四肢、骨节等来推知内脏的情况，是怎样的呢？

岐伯回答：五脏六腑之器官，肺所处的部位最高而称为"盖"，根据肩骨的高突及咽喉的下陷情况可测知肺部是否健康。黄帝说：讲得好。

读书笔记

岐伯继续说：五脏六腑之心为身体的主宰，以缺盆作为血脉运行的路径，观察缺盆两旁肩端骨距离的远近，再结合胸骨剑突的长短，就可以测知心脏的偏正坚脆。黄帝说：很好。

岐伯接着说：肝在五脏六腑中为将军之官，开窍于目，要从外面推测肝的坚实情况，可依据眼睛的明暗来判断。黄帝说：有道理。

岐伯又说：脾脏主管运化谷气，使之周行于全身，在饮食时观察其唇舌口味如何，可以预测脾脏的健康与否。黄帝说：对。

岐伯说：肾脏气通于耳而主外，能听到远处的声音，所以根据人耳听力的强与弱可测候肾脏的实与虚。

外在形体与五脏

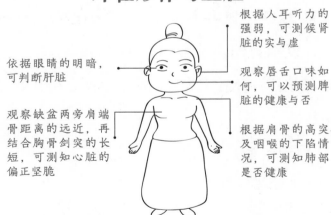

依据眼睛的明暗，可判断肝脏

观察缺盆两旁肩端骨距离的远近，再结合胸骨剑突的长短，可测知心脏的偏正坚脆

根据人耳听力的强弱，可测候肾脏的实与虚

观察唇舌口味如何，可以预测脾脏的健康与否

根据肩骨的高突及咽喉的下陷情况，可测知肺部是否健康

🌀 **黄帝曰：善。愿闻六腑之候。**

岐伯曰：六腑者，胃为之海，广骸、大颈、张胸、五谷乃容；鼻隧以长，以候大肠；唇厚、

广骸：形容骨骼宽大。

人中长，以候小肠；目下果大，其胆乃横；鼻孔在外，膀胱漏泄；鼻柱中央起，三焦乃约。此所以候六腑者也。上下三等，脏安且良矣。

横：恣横。

约：好。

【白话译文】

黄帝问：讲得好。我还想听你讲关于测候六腑的方法。

岐伯回答：六腑之中，胃内水谷最盛，凡颊部肌肉丰满、颈部粗壮、胸部宽阔之人，其容纳五谷就多，说明胃比较健康。依据鼻窍隧道的长短，可以测候大肠的情况。唇厚度和人中沟的长短，可以测候小肠的情况。下眼袋肥大，可测知其胆正常与否。鼻孔外翻的，可知其膀胱不固而小便漏泄。鼻柱中央隆起的，可知其三焦是否固密。这就是用来测候六腑的方法。人体之外在的形体与面部的上中下三部均匀称的，其内脏一定良好。

外在形体与六腑

下眼袋肥大，可测知其胆正常与否

鼻柱中央隆起的，可知其三焦是否固密

鼻孔外翻的，可知其膀胱不固而小便漏泄

唇厚度和人中沟的长短，可以测候小肠的情况

胃内水谷最盛，凡颊部肌肉丰满、颈部粗壮、胸部宽阔之人，其容纳五谷就多，说明胃比较健康

读书笔记

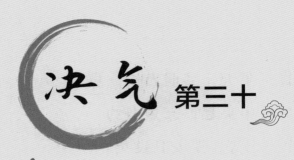

决气 第三十

本篇介绍了精、气、津、液、血、脉六气的生成及其功能特点；指出六气虽各有所主之部，但均以水谷、胃为本。

黄帝曰：余闻人有精、气、津、液、血、脉，余意以为一气耳，今乃辨为六名，余不知其所以然。

岐伯曰：两神相搏，合而成形，常先身生，是谓精。

何谓气？

岐伯曰：上焦开发，宣五谷味，熏肤、充身、泽毛，若雾露之溉，是谓气。

何谓津？

岐伯曰：腠理发泄，汗出溱（zhēn）溱，是谓津。

何谓液？

岐伯曰：谷入，气满，淖（nào）泽，注于骨，骨属屈伸，泄泽，补益脑髓，皮肤润泽，是谓液。

溱溱：形容出汗很多的样子。

淖泽：淖，泥沼，这里引申为满溢的意思。泽，润泽的意思。

何谓血?

岐伯曰:中焦受气,取汁变化而赤,是谓血。

何谓脉?

岐伯曰:壅遏营气,令无所避,是谓脉。

壅遏:指约束营血,使之行于一定的路径。

【白话译文】

黄帝问:我听说人身有精、气、津、液、血、脉,原以为这是一气,可现在分为六种,各有不同的名称,是什么道理呢?

岐伯回答:男女同房而产生新的形体,在新的形体产生之前便具有的物质叫作"精"。

黄帝问:什么叫作"气"?

岐伯回答:上焦将饮食化生的谷气布散到全身,滋体润肤,充养周身,生养毛发,像雾露灌溉万物一样,这就叫作"气"。

黄帝问:什么叫作"津"?

岐伯回答:从皮肤、肌肉、脏腑纹理发泄出来的汗液,就叫作"津"。

黄帝问:什么叫作"液"?

岐伯回答:水谷入胃后,全身精气饱满,渗润到骨髓,使骨节屈伸自如;渗润于脑,滋补脑髓;渗润至肌肤,则皮肤滑润而有光泽,这就叫作"液"。

黄帝问:什么叫作"血"?

岐伯回答:中焦脾胃吸收水谷精气和汗液的精华,再经变化而成红色的液体,这叫作"血"。

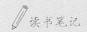
读书笔记

黄帝问：什么叫作"脉"？

岐伯回答：约束营血的运行，使其不向外流溢，这就叫作"脉"。

黄帝曰：六气者，贵贱何如？

岐伯曰：六气者，各有部主也，其贵贱，善恶，可为常主。然五谷与胃为大海也。

【白话译文】

黄帝问：六气在人体有没有主次之分呢？

岐伯回答：精、气、津、液、血、脉在人体各有所主的脏器。在人体的重要性及是否正常，均与其所主的脏器有关。六气皆由五谷精微所化生，而五谷精微又化生于胃，因此，胃为六气化生之源。

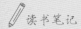
读书笔记

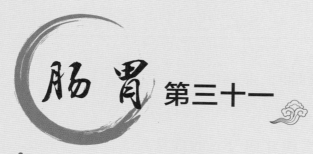

肠胃 第三十一

本篇主要介绍食物从进入口中到转变成废弃物排出体外，中间所经过的各个消化器官的深浅、远近、长短情况。

黄帝问于伯高曰：余愿闻六腑传谷者，肠胃之小大，长短，受谷之多少，奈何？

伯高曰：请尽言之。谷所从出、入、浅、深、远、近、长、短之度：唇至齿，长九分，口广二寸半。齿以后至会厌，深三寸半，大容五合。舌重十两，长七寸，广二寸半。咽门重十两，广一寸半，至胃，长一尺六寸。胃纡曲屈，伸之，长二尺六寸，大一尺五寸，径五寸，大容三斗五升。小肠后附脊，左环回周迭积，其注于回肠者，外附于脐上，回运环十六曲，大二寸半，径八分分之少半，长三丈二尺。回肠当脐左环，回周叶（xié）积而下，回运环反十六曲，大四寸，径一寸寸之少半，长二丈一尺。广肠，

会厌：在气管和食管交会之处，是掩盖气管的气管。会，气管与食管的交会。厌，掩盖。

合：古代容量单位，每十合为一升。

叶积：迭积的意思。叶，"协"的古文。

傅脊以受回肠，左环叶脊，上下辟，大八寸，径二寸寸之大半，长二尺八寸。肠胃所入至所出，长六丈四寸四分，回曲环反，三十二曲也。

【白话译文】

黄帝问伯高：我想听你讲一下六腑传化水谷的情况，具体到肠胃的大小、长短和受纳水谷的多少，它们是怎样的呢？

伯高回答：请允许我详细地谈谈食物从入口到变成废弃物排出其间所经过的有关消化器官的深浅、远近、长短情况。口唇到牙齿的距离为九分，口的宽度为二寸半；过牙齿之后就到了会厌，深三寸半；口腔所容纳食物的容量为五合；舌的重量为十两，长七寸，宽二寸半；咽门的重量为十两，宽一寸半；咽门到胃的距离为一尺六寸；胃呈弯曲状，伸直了长二尺六寸，周长为一尺五寸，直径为五寸，能容纳食物的容量为三斗五升；小肠的后部附于脊部，从左向右环绕，层层折叠接回肠，外附于脐的上方，再回运环绕十六曲，周长为二寸半，直径为八又三分之一寸，长三丈二尺；回肠在脐部向左环绕而重叠，也有十六个弯曲，周长为四寸，直径为一又三分之一寸，长二丈一尺；大肠附着于脊部，与回肠相接，向左环绕盘叠脊部上下，周长为八寸，直径为二又三分之二寸，长二尺八寸。整个消化道从食物入口到废弃物排出，总长六丈四寸四分，共有三十二处发生弯曲。

人体消化道各器官大小、长短及容量

部位	距离	宽度
两嘴角		二寸半
口唇到牙齿	九分	

部位	长度	宽度	重量
舌	七寸	二寸半	十两
咽门		一寸半	十两
咽门到胃	一尺六寸		

部位	形态	直径	长度	周长	容量
胃	迂曲弯折	五寸	二尺六寸	一尺五寸	三斗五升
小肠	共十六个弯曲	八又三分之一寸	三丈二尺	二寸半	
回肠	有十六个弯曲	一又三分之一寸	二丈一尺	四寸	
大肠	由上到下逐渐变大	二又三分之二寸	二尺八寸	宽处周长八寸	

	形态	长度
总体	三十二个回环弯曲	六丈又四寸四分

读书笔记

平人绝谷 第三十二

本篇在上篇的基础上，对肠胃的长度与容量等又作了进一步的说明；分析了正常情况下人的肠胃中所容纳的食物和水的量，每天排出的量，进而得出平人绝谷七日而死的结论。

> 黄帝曰：愿闻人之不食，七日而死，何也？

伯高曰：臣请言其故。胃大一尺五寸，径五寸，长二尺六寸，横屈受水谷三斗五升，其中之谷，常留二斗，水一斗五升而满，上焦泄气，出其精微，慓悍滑疾，下焦下溉诸肠。小肠大二寸半，径八分分之少半，长三丈二尺，受谷二斗四升，水六升三合合之大半。回肠大四寸，径一寸寸之少半，长二丈一尺，受谷一斗，水七升半。广肠大八寸，径二寸寸之大半，长二尺八寸，受谷九升三合八分合之一。肠胃之长，凡五丈八尺四寸，受水谷九斗二升一合合之大半，此肠胃所受水谷之数也。

【白话译文】

黄帝问：听说正常人七日不进食就会死亡，这是什么

五丈八尺四寸：此数加上上篇唇至齿长九分，齿至会厌长三寸半，咽门至胃长一尺六寸，共为六丈又四寸四分，这样与上篇之总数相符。

原因呢?

伯高回答：请让我来说说其中的缘故。胃的周长为一尺五寸，直径为五寸，长为二尺六寸，呈横状且有弯曲，可容纳水谷的容量为三斗五升，其中食物二斗，水一斗五升，胃就装满了。食物经消化而生成的精微，通过上焦之气的宣泄而布散于全身，其中有一部分转化为剽悍滑利的阳气，其余各物便由下焦之气渗灌到所有的肠道中。小肠的周长为二寸半，直径为八又三分之一寸，长为三丈二尺，能容纳食物的容量为二斗四升，水为六升三又三分之二合。回肠的周长为四寸，直径为一又三分之一寸，长为二丈一尺，能容纳食物的容量为一斗，水为七升半。大肠的周长为八寸，直径为二又三分之二寸，长为二尺八寸，能容纳食物的容量为九升三又八分之一合。肠胃的总长度为五丈八尺四寸，可容纳水谷的容量为九斗二升一又三分之二合，这是肠胃所能容纳的水谷的总量。

🌀 **平人则不然，胃满则肠虚，肠满则胃虚，更虚更满，故气得上下，五脏安定，血脉和利，精神乃居，故神者，水谷之精气也。故肠胃之中，当留谷二斗，水一斗五升；故平人日再后，后二升半，一日中五升，七日五七三斗五升，而留水谷尽矣；故平人不食饮七日而死者，水谷、精气、津液皆尽故也。**

精神乃居：指精神安定。

日再后：一日大便两次的意思。

【白话译文】

正常人在日常生活中却不是这样的，当胃中食物充满时肠却是空虚的；当食物由胃下渗到肠，肠满时则胃是空虚的。这样肠胃虚满交互出现，人的气机才能升降正常，上下通畅，五脏才能安和，血脉运行才能畅通无阻，精神才能旺盛，所以说，人的神气是由水谷精气化生而来的。一般情况下，肠胃里面留有食物二斗，水一斗五升。正常人每天大便二次，每次排出二升半，一天就排出五升，七天就排出三斗五升，这样肠胃留存的水谷就全部排尽了。所以，正常人若七天不进饮食就会死亡，这是由于水谷、精气、津液都已消耗尽。

一般人七天不进食就会死亡

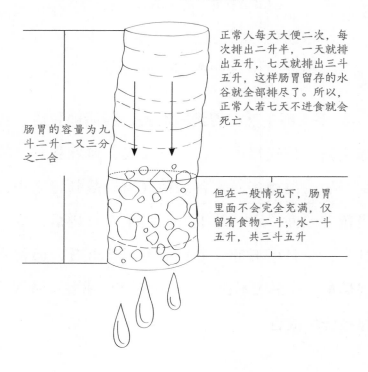

正常人每天大便二次，每次排出二升半，一天就排出五升，七天就排出三斗五升，这样肠胃留存的水谷就全部排尽了。所以，正常人若七天不进食就会死亡

肠胃的容量为九斗二升一又三分之二合

但在一般情况下，肠胃里面不会完全充满，仅留有食物二斗，水一斗五升，共三斗五升

读书笔记

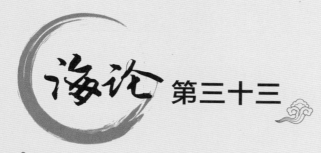

海论 第三十三

本篇从天人合一的角度，讲述了人体中与自然界对应的四海——髓海、气海、水谷之海、血海，它们各自在人体中的位置，对人体的功能，四海正常和反常时人体所表现出的症状和治疗方法。

岐伯曰：胃者，水谷之海，其输上在气街，下至三里。冲脉者，为十二经之海，其输上在于大杼，下出于巨虚之上下廉。膻中者，为气之海，其输上在于柱骨之上下，前在于人迎。脑为髓之海，其输上在于其盖，下在风府。

盖：百会穴。

【白话译文】

岐伯说：胃是水谷之海，其气血向上输注至气冲穴，向下输注至足三里穴；冲脉是十二经之海，其气血向上输注至大杼穴，向下输注至上巨虚与下巨虚两穴；膻中是气之海，其气血向上输注至天柱骨上的哑门穴和天柱骨下的大椎穴，向前输注至人迎穴；脑是髓海，其气血向上输注至脑盖中央的百会穴，向下输注至风府穴。

读书笔记

人体中的四海

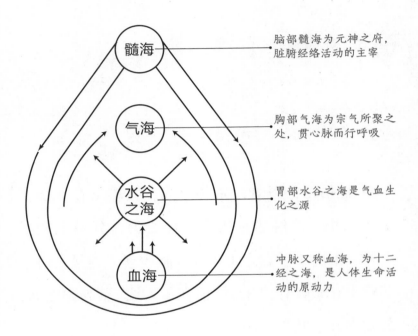

脑部髓海为元神之府，脏腑经络活动的主宰

胸部气海为宗气所聚之处，贯心脉而行呼吸

胃部水谷之海是气血生化之源

冲脉又称血海，为十二经之海，是人体生命活动的原动力

岐伯曰：气海有余者，气满胸中，悗息，面赤；气海不足，则气少不足以言。血海有余，则常想其身大，怫然不知其所病；血海不足，亦常想其身小，狭然不知其所病。水谷之海有余，则腹满；水谷之海不足，则饥不受谷食。髓海有余，则轻劲多力，自过其度；髓海不足，则脑转，耳鸣，胫酸，眩冒，目无所见，懈怠，安卧。

狭然：形容自觉狭小。

自过其度：超过一般常人的水平。

【白话译文】

岐伯说：气海内邪气有余的，就会感到胸中憋闷，呼吸急促，面色发赤；气海内正气不足的，就会出现气短以至于无力说话。血海内邪气有余的，则常常觉得身体有膨胀感，郁闷不爽但说不出自己有什么病；血海内正气不足的，就会常常觉得自己身体狭小，无精打采但也说不出自己有什么病。水谷之海内邪气有余的，则出现腹中胀满的症状；水谷之海内正气不足的，就会常感到饥饿但又无食欲。髓海内邪气有余的，动作就会表现为过于轻健有力，行动无度；髓海内正气不足的，则表现为头晕耳鸣，小腿无力，两眼昏花而视物不清，倦怠嗜眠。

岐伯曰：审守其输，而调其虚实，无犯其害。顺者得复，逆者必败。

审守其输：观察和掌握四海所流注部位的腧穴。

【白话译文】

岐伯说：仔细观察四海输注的重要穴位，据此来调节其虚实，但不要违反虚补实泻的治疗原则，以免造成危害。顺从这些法则治疗的可恢复健康，违背此法则的会有健康的风险。

读书笔记

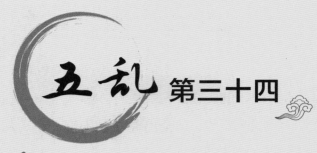

五乱 第三十四

本篇主要讲述了阴阳之气在人体发生逆乱时患者所表现出来的症状，列举了气乱于心，气乱于肺，气乱于肠胃，气乱于头，气乱于手臂、足胫的症状和治疗原则。

黄帝曰：何谓逆而乱？

岐伯曰：清气在阴，浊气在阳，营气顺脉，卫气逆行，清浊相干，乱于胸中，是谓大悗。故气乱于心，则烦心，密嘿，俯首，静伏；乱于肺，则俯仰喘喝，接手以呼；乱于肠胃，则为霍乱；乱于臂胫，则为四厥；乱于头，则为厥逆，头重，眩仆。

密嘿：嘿，同"默"。密嘿，沉默、寂静的意思。

接手以呼：两手相接，按在胸前呼吸。

【白话译文】

黄帝问：什么叫作"相逆而乱"？

岐伯回答：清阳之气不能升散而居于下部和内部，浊气不能沉降，反居于上部和外部。营气顺脉而行，卫气逆向循行。清浊之气相互侵扰而乱于胸中的，叫大悗。所以，气乱于心，就会导致心中烦扰，静默不言语，只想低头静卧；气乱于肺，就会导致俯仰不安，喘息时有响声，两手按在胸前呼吸；气乱于肠胃，就会导致霍乱；气乱于手臂与足胫，就会引发四肢厥逆；气乱于头部，就会发生气逆上冲，头重眩晕，乃至仆倒在地。

五种"相逆而乱"

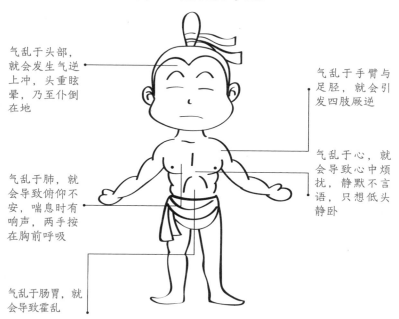

气乱于头部，就会发生气逆上冲，头重眩晕，乃至仆倒在地

气乱于手臂与足胫，就会引发四肢厥逆

气乱于肺，就会导致俯仰不安，喘息时有响声，两手按在胸前呼吸

气乱于心，就会导致心中烦扰，静默不言语，只想低头静卧

气乱于肠胃，就会导致霍乱

🌀 **岐伯曰：气在于心者，取之手少阴、心主之输。气在于肺者，取之手太阴荥、足少阴输。气在于肠胃者，取之足太阴、阳明；不下者，取之三里。气在于头者，取之天柱、大杼；不知，取足太阳荥输。气在于臂足，取之先去血脉，后取其阳明、少阳之荥输。**

不知：不愈。

【白话译文】

岐伯说：气乱于心的，取手少阴心经的输穴神门及手厥阴心包络经的输穴大陵这两个穴位以刺之；气乱于肺的，取手太阴肺经的荥穴鱼际和足少阴肾经的输穴太溪以刺之；气乱于肠胃的，取足太阴脾经输穴太白和足阳明胃经输穴陷谷这两个穴位以刺之，若不愈的，可再刺足阳明胃经的足三里穴；气乱于头的，取足太阳膀胱经的天柱和大杼这两个穴位以刺之，若不愈的，可再刺足太阳膀胱经的荥穴通谷和输穴束骨；气乱于手臂、足胫的，先针刺局部淤结的血脉，泻其瘀血，然后再针刺手阳明大肠经的荥穴二间、输穴三间及手少阳三焦经的荥穴液门、输穴中渚以治疗上肢的病变，针刺足阳明胃经的荥穴内庭、输穴陷谷及足少阳胆经的荥穴侠溪、输穴临泣以治疗下肢的病变。

☞ 黄帝曰：补泻奈何？

岐伯曰：徐入徐出，谓之导气；补泻无形，谓之同精。是非有余、不足也，乱气之相逆也。

【白话译文】

黄帝问：怎样运用补泻的手法呢？

岐伯回答：缓慢地进针、出针，以引导经气使之归顺，这种手法称为"导气"。由于这种补泻手法轻巧无形，又称为"同精"。五乱病症的产生既非邪气有余所致，也非正气不足所致，而是气机逆乱所导致的。

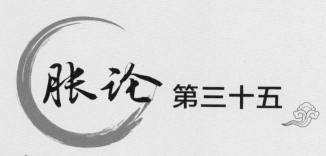

胀论 第三十五

名家带你读

　　本篇讲述了胀病的诊断方法、胀病所产生的部位，分析了胀病产生的原因和过程。

> 黄帝曰：脉之应于寸口，如何而胀？
>
> 岐伯曰：其脉大坚以涩者，胀也。
>
> 黄帝曰：何以知脏腑之胀也？
>
> 岐伯曰：阴为脏，阳为腑。

脉：指脉象。

【白话译文】

黄帝问：寸口脉出现什么样的脉象时就表明是胀病呢？

岐伯回答：脉搏跳动剧烈且滞涩，说明是胀病。

黄帝说：出现怎样的脉象可判断是脏胀还是腑胀呢？

岐伯回答：病证出现在阴脉就表明胀在脏，出现在阳脉就表明胀在腑。

读书笔记

> 黄帝曰：胀者焉生？何因而有？
>
> 岐伯曰：卫气之在身也，常然并脉循分肉，行有逆顺，阴阳相随，乃得天和，五脏更始，四

五谷乃化：食入
谷物，化生精微
以养人体。

厥气：寒厥之气。

时循序，五谷乃化。然后厥气在下，营卫留止，寒气逆上，真邪相攻，两气相搏，乃合为胀也。

【白话译文】

黄帝问：胀病是怎样产生的？又是什么原因引起的呢？

岐伯回答：人体内的卫气，正常情况下，常常沿着血脉有序地循行于分肉之间，其循行方向有逆顺的差别，且昼行于阳经，夜行于阴经，与脉中的营气相随而行，这样才能遵守自然界阴阳变化的正常规律。五脏之气的交互运行，就像四季变化一样有固定的次序，以此使食物得以正常地化生精微营养全身。如果阴阳不相随，气逆于下，导致营卫之气不能正常循行，加之寒气侵入人体而上逆，正气与邪气相纠结，胀病乃生。

发胀的原因

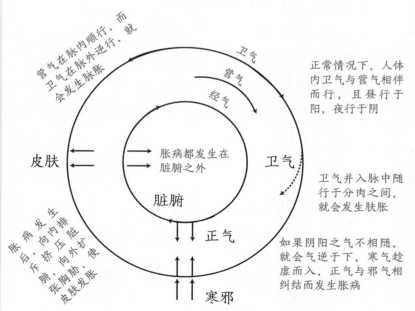

营气在脉内顺行，而卫气在脉外逆行，就会发生脉胀

正常情况下，人体内卫气与营气相伴而行，且昼行于阳，夜行于阴

卫气

营气

经气

皮肤

胀病都发生在脏腑之外

脏腑

卫气

卫气并入脉中随行于分肉之间，就会发生肤胀

正气

胀病发生后，向内排斥，挤压脏腑，向外扩张胸胁，使皮肤发胀

如果阴阳之气不相随，就会气逆于下，寒气趁虚而入，正气与邪气相纠结而发生胀病

寒邪

读书笔记

五癃津液别 第三十六

本篇阐述了津、液的划分及其转化为人体不同代谢产物的过程。

黄帝问于岐伯曰：水谷入于口，输于肠胃，其液别为五，天寒衣薄则为溺与气，天热衣厚则为汗，悲哀气并则为泣，中热胃缓则唾。邪气内逆，则气为之闭塞而不行，不行则为水胀，余知其然也。不知其何由生？愿闻其道。

泣：指眼泪。

中：指中焦。

【白话译文】

黄帝问岐伯：水谷进入口中传输至肠胃，最后变成的津液有五种，天冷衣薄时，变为尿与气；天热衣厚时，变为汗水；心情悲哀时气并于上，变为眼泪；中焦有热而胃弛缓时，变为唾液。邪气内侵且在脉内逆行，致使经气阻塞不行，就会成为水胀病。我已经知道这些道理，但不知这五种津液是怎样生成的，我很想听你讲讲其中的缘由。

读书笔记

充：养。

主外：肾主骨而
成立其形体，故
主外。

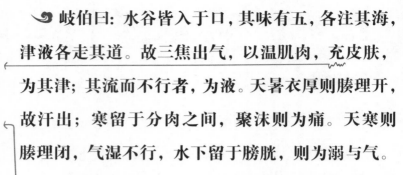

岐伯曰：水谷皆入于口，其味有五，各注其海，津液各走其道。故三焦出气，以温肌肉，充皮肤，为其津；其流而不行者，为液。天暑衣厚则腠理开，故汗出；寒留于分肉之间，聚沫则为痛。天寒则腠理闭，气湿不行，水下留于膀胱，则为溺与气。

五脏六腑，心为之主，耳为之听，目为之候，肺为之相，肝为之将，脾为之卫，肾为之主外。故五脏六腑之津液，尽上渗于目，心悲气并则心系急，心系急则肺举，肺举则液上溢。夫心系与肺，不能常举，乍上乍下，故咳而泣出矣。中热则胃中消谷，消谷则虫上下作，肠胃充郭，故胃缓，胃缓则气逆，故唾出。

【白话译文】

岐伯回答：水谷从口进入体内，有酸、苦、甘、辛、咸五味，且分别注入相应的脏腑及人体四海，水谷所化生的津液，分别沿一定的脉络布散于周身。由三焦输出其气，用来温润肌肉，充养皮肤的就成为"津"；留在体内固定位置而不周行于全身的就成为"液"；天热且衣厚，腠理就会开张，所以汗出；如果寒气滞留在分肉之间，津液凝聚为沫，就会产生疼痛；天气寒冷则腠理紧闭，气涩不能外泻，就向下流于膀胱，成为尿与气。

五脏六腑之中，心为主宰，耳主听觉，眼司视觉，肺

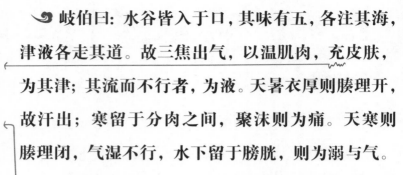

📖读书笔记

辅助心脏，肝主谋虑，脾主护卫，肾主骨。所以五脏六腑的津液，都向上渗注于眼睛，伤心时，五脏六腑之气都上并于心，使心脏的经络变得拘紧，经络拘紧则肺叶上举，肺叶上举则水液就随气上溢。如果心脏经络拘紧时，肺叶不是经常上举，而是时上时下，就会引起咳嗽而涕泪俱出的症状。中焦有热，则胃中的食物消化快，导致肠中的寄生虫追寻着食物上下窜动，使得胃扩张、胃弛缓，胃弛缓则气上逆，所以唾液出。

津液在体内的变化

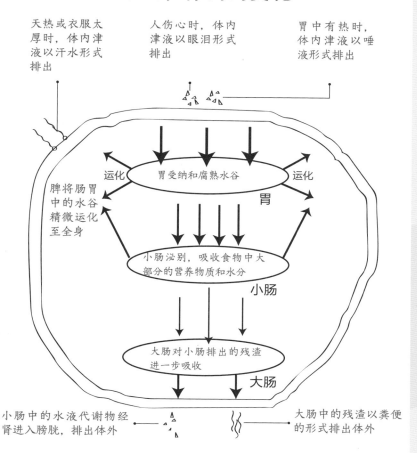

天热或衣服太厚时，体内津液以汗水形式排出

人伤心时，体内津液以眼泪形式排出

胃中有热时，体内津液以唾液形式排出

脾将肠胃中的水谷精微运化至全身

运化　　胃受纳和腐熟水谷　　运化

胃

小肠泌别，吸收食物中大部分的营养物质和水分

小肠

大肠对小肠排出的残渣进一步吸收

大肠

小肠中的水液代谢物经肾进入膀胱，排出体外

大肠中的残渣以粪便的形式排出体外

读书笔记

五阅五使 第三十七

名家带你读

本篇论述了通过观察五官五种气色的变化，诊断五脏病情的方法，介绍了五脏与五官的对应，如何根据五官的各种变化推测所患疾病。

五官五阅：五官指眼、耳、鼻、舌、唇。五阅指观察到的五脏在内变化的表象。

五气：即肝青、心赤、脾黄、肺白、肾黑五种色气。

✎ 读书笔记

🌊 **黄帝问于岐伯曰：余闻刺有五官五阅，以观五气。五气者，五脏之使也，五时之副也。愿闻其五使当安出？**

岐伯曰：五官者，五脏之阅也。

【白话译文】

黄帝问岐伯：我听说在针刺治疗疾病时，通过观察五官的五种气色的变化，有助于对五脏病情的诊断。所谓五气，是五脏的内在变化反映于体表的现象，又与五时气候相配合。我想知道五脏的变化是怎样反映出来的？

岐伯回答：五官的变化就是五脏在身体外部的反映。

🌊 **黄帝曰：愿闻五官。**

岐伯曰：鼻者，肺之官也；目者，肝之官也；口唇者，脾之官也；舌者，心之官也；耳者，肾之官也。

黄帝曰：以官何候？

岐伯曰：以候五脏。故肺病者，喘息，鼻张；肝病者，眦青；脾病者，唇黄；心病者，舌卷短，颧赤；肾病者，颧与颜黑。

【白话译文】

黄帝问：我想了解一些关于五官的知识。

岐伯回答：鼻子是肺脏的官窍；眼睛是肝脏的官窍；口唇是脾脏的官窍；舌是心脏的官窍；耳朵是肾脏的官窍。

黄帝问：根据五官的表现，怎样推测得了什么疾病呢？

岐伯回答：从五官可以测知五脏的病变。若出现喘息、鼻翼煽动症状，表明肺脏有病；若出现眼角发青症状，表明肝脏有病；若出现口唇发黄症状，表明脾脏有病；若出现舌卷而短、两颧红赤症状，表明心脏有病；若出现两颧及额部发黑症状，表明肾脏有病。

从五官可判断五脏的健康状况

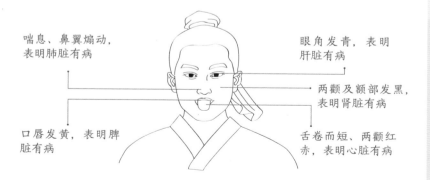

喘息、鼻翼煽动，表明肺脏有病

眼角发青，表明肝脏有病

两颧及额部发黑，表明肾脏有病

口唇发黄，表明脾脏有病

舌卷而短、两颧红赤，表明心脏有病

读书笔记

逆顺肥瘦 第三十八

本篇论述了顺应自然进行针刺的原则，讨论了不同年龄、不同体质的人所适用的针刺方法。

数：分别。

临临然：形容口唇肥大的样子。

读书笔记

黄帝曰：愿闻人之白黑、肥瘦、小长，各有数乎？

岐伯曰：年质壮大，血气充盈，肤革坚固，因加以邪，刺此者，深而留之，此肥人也。广肩腋项，肉薄厚皮而黑色，唇临临然，其血黑以浊，其气涩以迟，其为人也，贪于取与，刺此者，深而留之，多益其数也。

【白话译文】

黄帝问：人的皮肤有黑有白，形体有胖有瘦，年龄有大有小，在针刺的深浅和次数方面有固定的标准吗？

岐伯回答：身体强壮的青年人，气血旺盛，皮肤坚实，其感受邪气而发病的，应深刺且留针，这同样也是针对肥壮人的针刺法。若肩腋项宽阔，肌肉瘦薄，皮肤厚实而色黑，口唇肥大，血液发黑而稠浊，经气运行涩而慢，性格好强而勇于进取、慷慨乐施的人，针刺时，宜深刺多针且留针。

🌀 **黄帝曰：刺瘦人奈何？**

岐伯曰：瘦人者，皮薄，色少，肉廉廉然，薄唇，轻言，其血清，气滑，易脱于气，易损于血，刺此者，浅而疾之。

色少：血色苍白。

廉廉然：形容肌肉瘦薄。

【白话译文】

黄帝问：针刺瘦人应采取什么样的手法呢？

岐伯回答：瘦人的皮肤瘦薄，血色不足，肌肉消瘦，口唇较薄，说话声音轻，血液清稀，经气运行滑利，既易脱气也易损血，针刺时，应浅刺且快速出针。

人体胖瘦对针刺深浅的要求

身体肥胖之人

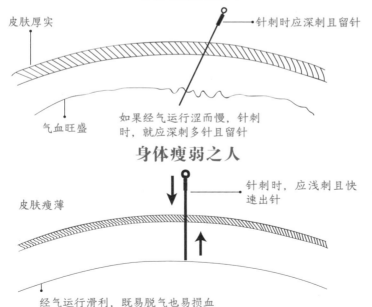

皮肤厚实

针刺时应深刺且留针

气血旺盛

如果经气运行涩而慢，针刺时，就应深刺多针且留针

身体瘦弱之人

皮肤瘦薄

针刺时，应浅刺且快速出针

经气运行滑利，既易脱气也易损血

📖 读书笔记

血络论 第三十九

　　本篇分析了在针刺放血治疗过程中，患者出现各种反应的原因，讲述了脉气和血气的盛衰、阴阳之气在体内的运行变化影响人在针刺后的反应。

　　🌀 **黄帝曰：刺血络而仆者，何也？血出而射者，何也？血少黑而浊者，何也？血出清而半为汁者，何也？拔针而肿者，何也？血出若多、若少，而面色苍苍者，何也？拔针而面色不变，而烦悗者，何也？多出血而不动摇者，何也？愿闻其故。**

　　【白话译文】

　　黄帝问：有时针刺血络放血，患者会昏倒，这是什么原因呢？针刺后血液喷射而出，是什么原因呢？有时针刺放出的血量少，且色黑质浊，是什么原因呢？放出的血或多或少而面色苍白，是什么原因呢？有的放出的血清稀且其中一半像水液一样，是什么原因呢？有的出针后局部皮肤肿起，是什么原因呢？有的出针后面色无变化但感觉心胸烦闷，是什么原因呢？

岐伯曰：脉气盛而血虚者，刺之则脱气，脱气则仆。血气俱盛，而阴气多者，其血滑，刺之则射；阳气蓄积，久留而不泻者，其血黑以浊，故不能射。新饮而液渗于络，而未合和于血也，故血出而汁别焉；其不新饮者，身中有水，久则为肿。阴气积于阳，其气因于络，故刺之血未出而气先行，故肿。阴阳之气，其新相得而未和合，因而泻之，则阴阳俱脱，表里相离，故脱色而苍苍然。刺之血出多，色不变而烦悗者，刺络而虚经，虚经之属于阴者，阴脱，故烦悗。阴阳相得而合为痹者，此为内溢于经，外注于络，如是者，阴阳俱有余，虽多出血而弗能虚也。

阳：指阳络。

故：如果。

得：遇

【白话译文】

岐伯回答：脉气偏盛但血偏虚的患者，针刺放血后就会脱气，脱气就会出现昏倒的情况；血气都充盛而经脉中阴气较多的患者，因其血行滑利，在针刺络脉放血时，血液就会喷射出来；若阳气蓄积于血络之中，停留已久而长时间不能外泄，则血色黑暗而稠浊，不能喷射而出；若刚刚饮过水，水液渗入血络中，尚未与血相混合时，针刺血络，放出的血就会分别出血和汁液；如果不是刚饮过水，而是患者体内原本有水液，日久便会形成水肿；阴气积蓄

读书笔记

于阳分，已经渗入到络脉，所以在针刺时血没有流出而气先流出了，阴气闭于肌肉腠理而使皮肤发肿；阴阳二气刚刚相遇而尚未调和，此时用泻法针刺络脉放血，就会使阴阳耗失，表里失去联系，会出现面色苍白；针刺络脉出血较多，面色不变而心胸烦闷，这是因为泻络时经脉亦随之而虚，如果是阴经空虚，五脏的阴精就会随之虚脱，从而出现心胸烦闷的症状；阴阳之邪相合壅闭于体内，而形成痹症，使邪气在内泛滥于经脉，在外渗注到络脉，这样经脉和络脉的邪气都有余，针刺时虽出血较多，但泻出的大多是邪气，所以不会引起虚弱的现象。

血脉之气的盛衰与针刺后的表现

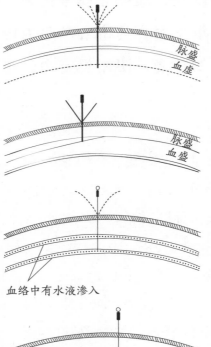

脉盛血虚，针刺放血后就会脱气，人会昏倒

血气都盛，且经脉中阴气较多的人，因其血行滑利，在针刺络脉放血时，血液就会喷射出来

若刚刚饮过水，水液渗入血络中，尚未与血相混合时，针刺血络，放出的血就会分别出血和汁液；如果不是刚饮过水，而是患者体内原本有水液，日久便会形成水肿

血络中有水液渗入

阴阳二气刚刚相遇而尚未调和，此时用泻法针刺络脉放血，就会使阴阳耗失，表里失去联系，所以会出现面色苍白

读书笔记

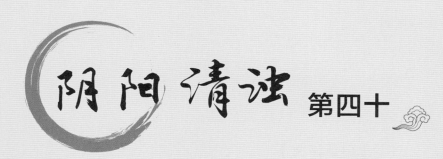

阴阳清浊 第四十

名家带你读

本篇讲述了清气和浊气的辨别方法；介绍了清浊之气异常时的治疗方法。

🌊 **黄帝曰**：夫阴清而阳浊，浊者有清，清者有浊，清浊别之，奈何？

岐伯曰：气之大别，清者上注于肺，浊者下走于胃。胃之清气，上出于口，肺之浊气，下注于经，内积于海。

> 海：指膻中气海。

【白话译文】

黄帝问：阴清而阳浊，浊中有清，清中有浊，清和浊是怎样辨别的呢？

岐伯回答：辨别清和浊的情况大致是这样的清气上行输注到肺脏，浊气下行而进入胃腑；胃内水谷浊气中的清气部分，上升而出于口；肺中化生的浊气，向下输注到经脉，并积聚在气海之中。

读书笔记

🌊 **黄帝曰**：治之奈何？

岐伯曰：清者其气滑，浊者其气涩，此气之常也。故刺阴者，深而留之，刺阳者，浅而疾之；

清浊相干者，以数调之也。

【白话译文】

黄帝问：对清气、浊气的治疗应该是怎样的呢？

岐伯回答：清气滑利，浊气滞涩，这是清气、浊气的正常表现。所以针刺阴经，应深刺且留针时间长；针刺阳经，应浅刺且快速出针；如果清浊之气相互干扰而导致升降失常，就应根据具体情况，采取适当的方法加以调治。

清气与浊气

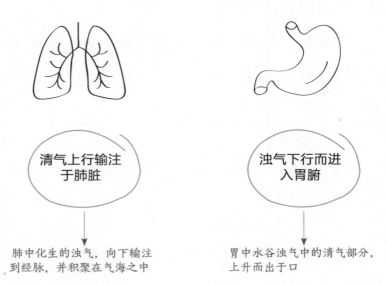

阴阳系日月 第四十一

　　本篇从人与自然对应的角度，讲述了人体的上部与下部、左右手足之经与日、月、天干、地支相对应的阴阳配属关系；指出针刺的禁忌，即不宜针刺当月经气偏盛的经脉，以免损伤正气。

　　黄帝曰：余闻天为阳，地为阴，日为阳，月为阴，其合之于人，奈何？

　　岐伯曰：腰以上为天，腰以下为地，故天为阳，地为阴。故足之十二经脉，以应十二月，月生于水，故在下者为阴；手之十指，以应十日，日主火，故在上者为阳。

【白话译文】

　　黄帝问：我听说天是阳，地是阴，日是阳，月是阴，它们与人是怎样相对应的呢？

　　岐伯回答：人体的腰以上相当于天，属于阳；人体的腰以下相当于地，属于阴。所以天为阳，地为阴。下肢的十二条经脉（足三阳经和足三阴经合计十二条）则用来对应地支的十二个月份，月是秉受水性而产生的，属阴，所以在下的为阴。手的十个指头，是用来对应于天干的十日，日是秉受火性而产生的，属阳，所以在上者为阳。

故足之十二经脉，以应十二月：足之十二经脉，指足三阴经、足三阳经，左右共十二经脉。十二月，即一年的十二个月份。因两足在腰下，下为阴，月与日相对，月属阴，所以古人把两者联系起来，认为足部十二经脉与十二月相应。

寅者，正月之生阳：寅为十二地支之一，古人将十二地支，按先后顺序，从寅开始，配属十二月，称其为"月建"，作为每一个月份的符号。正月寅是古代天文学家通过观察北斗星所指的方位定出来的。因北斗由七星组成，其中一至四星名魁，五至七星名杓，又称"斗柄"。斗柄在每年正月的黄昏时指向东北寅位，二月指向东方卯位，三月指向东南辰位，四月指向东南巳位……十一月指向北方子位，十二月指向东北丑位。正月为初春，为一年中阳气初生的时候，故曰"月之生阳也"。

🌀 **黄帝曰：合之于脉，奈何？**

岐伯曰：寅者，正月之生阳也，主左足之少阳；未者，六月，主右足之少阳；卯者，二月，主左足之太阳；午者，五月，主右足之太阳；辰者，三月，主左足之阳明；巳者，四月，主右足之阳明。此两阳合于前，故曰阳明。申者，七月之生阴也，主右足之少阴；丑者，十二月，主左足之少阴；酉者，八月，主右足之太阴；子者，十一月，主左足之太阴；戌者，九月，主右足之厥阴；亥者，十月，主左足之厥阴。此两阴交尽，故曰厥阴。

【白话译文】

黄帝问：那么十二个月份和十个日次又是怎么样与经脉相配合的呢？

岐伯回答：以十二地支代表十二个月份，它们的配合及与足部十二经脉的相应关系如下。十二地支的寅，是正月所配，此时阳气初生，主身体左侧下肢的足少阳胆经；未，是六月所配，主身体右侧下肢的足少阳胆经；卯，是二月所配，主身体左侧下肢的足太阳膀胱经；午，是五月所配，主身体右侧下肢的足太阳膀胱经；辰，是三月所配，主身体左侧下肢的足阳明胃经；巳，是四月所配，主身体右侧下肢的足阳明胃经。因三、四两月间，是一年之中阳气最旺盛之时，其配属经脉为两足阳明经，阳明是阳盛之经，故而为两阳合明，所以叫作"阳明"。申，是七月所配，此时为阴气渐生，主身体右侧下肢的足少阴肾经；丑，是十二月所配，主身体左侧下肢的足少阴肾经；酉，是八月所配，主身体右侧下肢的足太阴脾经；子，是十一月所配，主身体左侧下肢的足太阴脾经；戌，是九月所配，主身体右侧下肢的足厥阴肝经；亥，是十月所配，主身体左侧下肢的足厥阴肝经。因九、十两月是一年之中阴气最盛之时，其配属经脉为两足厥阴经，为两阴交尽，所以称为"厥阴"。

一年中的阴阳消长与地支、足部十二经脉的对应关系

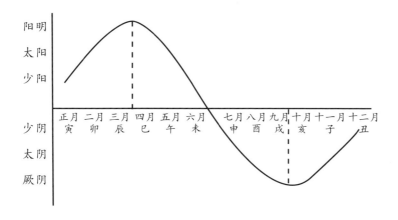

🌀 **甲主左手之少阳，己主右手之少阳，乙主左手之太阳，戊主右手之太阳，丙主左手之阳明，丁主右手之阳明。此两火并合，故为阳明。庚主右手之少阴，癸主左手之少阴，辛主右手之太阴，壬主左手之太阴。**

【白话译文】

十天干与人体上肢十条经脉相应的关系是甲日主身体左侧上肢的手少阳三焦经，己日主身体右侧上肢的手少阳三焦经，乙日主身体左侧上肢的手太阳小肠经，戊日主身体右侧上肢的手太阳小肠经，丙日主身体左侧上肢的手阳明大肠经，丁日主身体右侧上肢的手阳明大肠经。十天干按五行归类，丙、丁都属火，分主左、右手之阳明，所以两火合并，称为"阳明"。庚日主身体右侧上肢的手少阴心经，癸日主身体左侧上肢的手少阴心经，辛日主身体右侧上肢的手太阴肺经，壬日主身体左侧上肢的手太阴肺经。

🌀 **黄帝曰：以治之奈何？**

岐伯曰：正月、二月、三月，人气在左，无刺左足之阳；四月、五月、六月，人气在右，无刺右足之阳；七月、八月、九月，人气在右，无刺右足之阴；十月、十一月、十二月，人气在左，无刺左足之阴。

【白话译文】

黄帝问：怎样把经脉与十二月的阴阳配属关系应用到治疗上呢？

岐伯回答：正月、二月、三月，人体的阳气分别偏重于身体左侧下肢的足少阳胆经、足太阳膀胱经和足阳明胃经，治疗时不宜针刺左足的三阳经；四月、五月、

人气：人体的正气。

无刺左足之阳：正月不宜刺左足的少阳经，二月不宜刺左足的太阳经，三月不宜刺右足的阳明经。总的原则是不刺与月份相配合的经脉，以避免伤损正气。其余可依此类推。

六月，人体的阳气分别偏重于身体右侧下肢的足阳明胃经、足太阳膀胱经和足少阳胆经，治疗时不宜针刺右足的三阳经；七月、八月、九月，人体的阴气分别偏重于身体右侧下肢的足少阴肾经、足太阴脾经和足厥阴肝经，治疗时不宜针刺右足的三阴经；十月、十一月、十二月，人体的阴气分别偏重于身体左侧下肢的足厥阴肝经、足太阴脾经和足少阴肾经，治疗时不宜针刺左足的三阴经。

十二月中针刺的规避

正月至六月，阳气重

正月至三月，阳气多在左下肢，针刺时应避开左下肢的三阳经脉

四至六月，阳气多在右下肢，针刺时应避开右下肢的三阳经脉

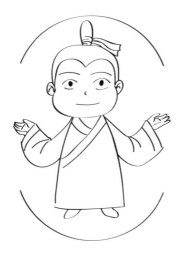

七至九月，阴气多在右下肢，针刺时应避开右下肢的三阴经脉

十至十二月，阴气多在左下肢，针刺时应避开左下肢的三阴经脉

读书笔记

七至十二月，阴气重

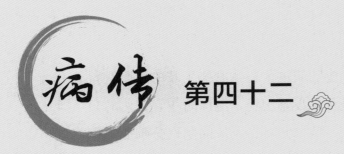

病传 第四十二

本篇讲述了邪气侵入内脏后在五脏的传播，最后导致脏气衰竭的情况，介绍了病邪在不同的传播路径下患者在各个季节的死亡日期。

黄帝曰：余受九针于夫子，而私览于诸方，或有导引行气，乔摩、灸、熨、刺、焫、饮药之一者，可独守耶？将尽行之乎？

岐伯曰：诸方者，众人之方也，非一人之所尽行也。

【白话译文】

黄帝问：我从您那儿学到了九针的知识，并且私下阅读了许多记载各种治疗方法的书，有的运用导引行气的方法，有的运用按摩、灸法、温熨、针刺、火针和汤药等方法，在具体运用中，是只采用一种方法呢，还是要把所有的方法都使用上呢？

岐伯回答：上述治疗方法是针对不同患者和不同疾病而采用的治疗方法，并不是一位患者患了一种疾病就要用所有的方法治疗。

读书笔记

黄帝曰：何谓日醒？

岐伯曰：明于阴阳，如惑之解，如醉之醒。

黄帝曰：何谓夜瞑？

岐伯曰：暗乎其无声，漠乎其无形。折毛发理，正气横倾，淫邪泮衍，血脉传溜，大气入脏，腹痛下淫，可以致死，不可以致生。

【白话译文】

黄帝问：什么叫作"白昼清醒"？

岐伯回答：明白阴阳的道理，就好像迷惑的难题得到了透彻的解释，也好像从酒醉之中清醒过来一样。

黄帝问：什么叫作"黑夜昏昧"呢？

岐伯回答：邪气入侵人体后引起的内部变化，没有声音，没有形象，既不可以听见，又不可以看见。人体毛发毁折，腠理疏松开泄，正气外散而出现偏颇，亢盛的邪气蔓延扩散，通过血脉内传到五脏，患者就会发生腹部疼痛，精气遗泄，这样可以导致死亡，而不易救治。

黄帝曰：大气入脏奈何？

岐伯曰：病先发于心，一日而之肺，三日而之肝，五日而之脾，三日不已，死，冬，夜半，夏，日中。病先发于肺，三日而之肝，一日而之脾，五日而之胃，十日不已，死，冬，日入，夏，日出。病先发于肝，三日而之脾，五日而之胃，三日而之肾，三日不已，死，冬，日入，夏，早食。病先发于脾，一日而之胃，二日而之肾，三日而之膂、膀胱，十日不已，死，冬，人定，夏，晏食。病先发于胃，五日而之肾，三日而之膂、膀胱，五日而上之心，二日不已，死，冬，夜半，夏，日昳（dié）。病先发于肾，三日而之膂、膀胱，三日而上之心，三日而之小肠，三日不已，死，冬，大晨，夏，晏晡。病先发于膀胱，五日而之肾，一日而之小肠，一日而之心，二日不已，死，冬，鸡鸣，夏，下晡。诸病以次相传，如是者，皆有死期，不可刺也；间一脏，及二、三、四脏者，乃可刺也。

【白话译文】

黄帝问：不正之气侵入于内脏的情况是怎样的？

岐伯回答：邪气首先侵入心脏而发病的，过一天就会传到肺脏，再过三天就会传到肝脏，再过五天就会传到脾脏，如果再过三天还不能治愈，患者就会死亡。冬天死在半夜时分，夏天死在中午时分。邪气首先侵入肺脏而发病的，过三天就会传到肝脏，再过一天就会传到脾脏，再过五天就会传到胃腑，如果再过十天还不能治愈，患者就会死亡。冬天死在日落的时候，夏天死在日出的时候。邪气首先侵入肝脏而发病的，过三天就会传到脾脏，再过五天就会传到胃腑，再过三天就会传到肾脏，如果再过三天还不能治愈，患者就会死亡。冬天死在日落的时候，夏天死在早饭的时候。邪气首先侵入脾脏而发病的，过一天就会传到胃腑，再过两天就会传到肾脏，再过三天就会传到脊背和膀胱，如果再过十天疾病还不能治愈，患者就会死亡。冬天死在人定时分（亥时），夏天死在吃晚饭的时候。邪气首先侵入胃腑而发病的，过五天就会传到肾脏，再过三天就会传到脊背和膀胱，再过五天就会向上传到心脏，如果再过两天疾病还不能治愈，患者就会死亡。冬天死在夜半时分，夏天死在午后时分。邪气首先侵入肾脏而发病的，过三天就传到脊背和膀胱，再过三天就会向上传给心脏，再过三天就会传到小肠，如果再过三天疾病还不能治愈，患者就会死亡。冬天死在天大亮的时候，夏天死在黄昏的时候。邪气首先侵入膀胱而发病的，过五天就会传到肾脏，再过一天就会传到小肠，再过一天就会传到心脏，如果再过两天疾病还不能治愈，患者就会死亡。冬天死在早晨鸡鸣的时候，夏天死在黄昏的时候。以上各脏腑发生的疾病都是按照五行相克的次序相互传变的，像这样的病变都有特定的死亡时间，不可以针刺治疗；如果疾病传变次序是间隔一脏或间隔二、三、四脏的跳跃式传播，就可以运用针刺方法治疗。

读书笔记

淫邪发梦 第四十三

本篇讲述了十二种气盛和十五种气不足时邪气侵犯脏腑不同部位，所产生的各种梦境，指出脏腑气盛用泻法、脏腑气虚用补法的针刺原则。

燔焫：焚烧。

予：给别人东西。

不举：手足不能抬起。

📝 读书笔记

🌙 岐伯曰：阴气盛，则梦涉大水而恐惧；阳气盛，则梦大火而燔（fán）焫（ruò）；阴阳俱盛，则梦相杀。上盛则梦飞；下盛则梦堕。甚饥则梦取；甚饱则梦予。肝气盛，则梦怒；肺气盛，则梦恐惧、哭泣、飞扬；心气盛，则梦善笑、恐畏；脾气盛，则梦歌乐、身体重不举；肾气盛，则梦腰脊两解不属。凡此十二盛者，至而泻之，立已。

【白话译文】

岐伯说：如果阴气偏盛，就会梦见渡涉大水而感到恐惧不安；如果阳气偏盛，就会梦见大火而感到灼热难忍；如果阴气和阳气都亢盛，就会梦见相互之间杀戮；人体上部邪气偏盛，就会梦见身体向上飞腾；下部邪气偏盛，就会梦见身体向下坠堕；过度饥饿的时候，就会梦见向别人索取东西；过度饱食的时候，就会梦见给予别人东西；肝气偏盛，就会有发怒的梦境；肺气偏盛，就会有恐惧、哭泣和飞扬腾越的梦境；心气偏盛，就会有喜悦、恐惧和畏怯的梦境；脾气偏盛，就会有歌唱、奏乐或身体沉重难举的梦境；肾气偏盛，就会有腰脊分离而不相连接的梦境。以上所谈的这十二种气盛的病证，可根据梦境分别查出病邪所在，针刺相应部位时使用泻法，疾病很快就能痊愈。

🌀 厥气客于心，则梦见丘山烟火；客于肺，则梦飞扬，见金铁之奇物；客于肝，则梦山林树木；客于脾，则梦见丘陵、大泽、坏屋、风雨；客于肾，则梦临渊，没居水中；客于膀胱，则梦游行；客于胃，则梦饮食；客于大肠，则梦田野；客于小肠，则梦聚邑、冲衢；客于胆，则梦斗讼、自刳（kū）；客于阴器，则梦接内；客于项，则梦斩首；客于胫，则梦行走而不能前，及居深地窌（jiào）苑中；客于股肱，则梦礼节拜起；客于胞腫（chēn），则梦溲便。凡此十五不足者，至而补之，立已也。

自刳：剖腹自杀。

窌：地窖。

腫：直肠。

【白话译文】

由于正气虚弱而邪气侵入心脏，就会梦见山丘烟火弥漫；邪气侵入肺脏，就会梦见飞扬腾越，或看到金属类奇形怪状的东西；邪气侵入肝脏，就会梦见山林树木；邪气侵入脾脏，就会梦见连绵的丘陵和巨大的湖泽，以及风雨之中被毁坏的房屋；邪气侵入肾脏，就会梦见站在深渊的边沿或浸没在水中；邪气侵入膀胱，就会梦见游荡不定；邪气侵入胃中，就会梦见吃喝；邪气侵入大肠，就会梦见身在田间野外；邪气侵入小肠，就会梦见身在许多人聚集的交通要道；邪气侵入胆腑，就会梦见与人争斗、诉讼或剖腹自杀；邪气侵入阴器，就会梦见性交；邪气侵入项部，就会梦见斩首示众；邪气侵入足胫，就会梦见想走路却不能向前，或梦见被困在地窖、苑囿之中；邪气侵入大腿和上臂，就会梦见行礼跪拜；邪气侵入尿道直肠，就会梦见解小便和解大便。以上所谈这十五种正气不足而邪气侵袭的情况，可根据梦境分别查出疾病所在的脏腑或部位，针刺相应部位时使用补法，疾病很快就能痊愈。

邪气侵犯人体不同部位造成的不同梦境

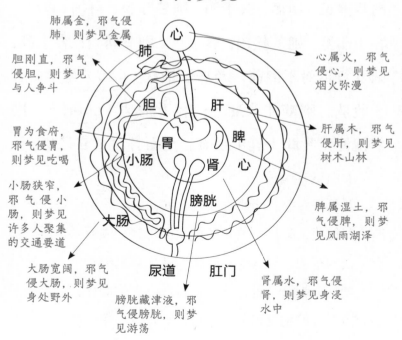

肺属金，邪气侵肺，则梦见金属

胆刚直，邪气侵胆，则梦见与人争斗

胃为食府，邪气侵胃，则梦见吃喝

小肠狭窄，邪气侵小肠，则梦见许多人聚集的交通要道

大肠宽阔，邪气侵大肠，则梦见身处野外

膀胱藏津液，邪气侵膀胱，则梦见游荡

心属火，邪气侵心，则梦见烟火弥漫

肝属木，邪气侵肝，则梦见树木山林

脾属湿土，邪气侵脾，则梦见风雨湖泽

肾属水，邪气侵肾，则梦见身浸水中

心　肺　胆　肝　脾　胃　肾　小肠　膀胱　大肠　尿道　肛门

顺气一日分为四时 第四十四

本篇讲述了时间的变化对疾病的影响以及在治疗上的应用；阐述了根据日时的五行配属进行治疗的方法；介绍了五脏的五种变化，以及如何将这种变化应用于治疗。

🌀 **黄帝曰：愿闻四时之气。**

岐伯曰：春生，夏长，秋收，冬藏，是气之常也，人亦应之。以一日分为四时，朝则为春，日中为夏，日入为秋，夜半为冬。朝则人气始生，病气衰，故旦慧；日中人气长，长则胜邪，故安；夕则人气始衰，邪气始生，故加；夜半人气入脏，邪气独居于身，故甚也。

人气始生：指卫气自内脏开始进入体表，体表肌肤阳气开始生发。

人气始衰：黄昏时体表卫气开始进入内脏，所以说人气始衰。

【白话译文】

黄帝问：我想了解四季变化对人体影响的具体情况。

岐伯回答：春天阳气生发，夏天阳气隆盛，秋天阳气收敛，冬天阳气闭藏，这是四季中自然界阳气变化的一般规律，人体也随之发生相应的变化。把一昼夜划分为四季，早晨相当于春天，中午相当于夏天，傍晚相当于秋天，半夜相当于冬天。这样，早晨阳气刚刚生成，能够抵御邪气，邪气衰减，所以早晨患者病情减轻而感觉精神清爽；中午阳气逐渐隆盛，能够抵制邪气，所以病情稳定；傍晚阳气开始衰退，邪气逐渐亢盛，所以病情加重；半夜人体的阳气潜藏于内脏，邪气独自居留于人身，所以病情最重。

自然阴阳之气的变化对疾病的影响

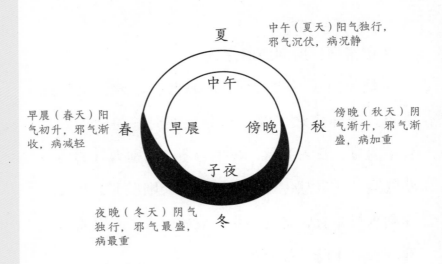

中午（夏天）阳气独行，邪气沉伏，病况静

早晨（春天）阳气初升，邪气渐收，病减轻

傍晚（秋天）阴气渐升，邪气渐盛，病加重

夜晚（冬天）阴气独行，邪气最盛，病最重

夏 中午 早晨 傍晚 子夜 春 秋 冬

🌀 **黄帝曰：愿闻五变。**

岐伯曰：肝为牡脏，其色青，其时春，其日甲乙，其音角，其味酸；心为牡脏，其色赤，其时夏，其日丙丁，其音徵，其味苦；脾为牝脏，其色黄，其时长夏，其日戊己，其音宫，其味甘；肺为牝脏，其色白，其时秋，其日庚辛，其音商，其味辛；

牡脏：雄性称牡，牡脏即阳脏。五脏中肝、心为牡脏。

牝脏：雌性称牝，牝脏即阴脏。五脏中脾、肺、肾为牝脏。

肾为牝脏，其色黑，其时冬，其日壬癸，其音羽，其味咸。是为五变。

【白话译文】

黄帝问：我想了解五脏的五种变化是什么？

岐伯回答：肝是属阳的内脏，它在五色是青色，在五季是春季，在日次是甲乙，在五音是角音，在五味是酸味；心是属阳的内脏，它在五色是赤色，在五季是夏季，在日次是丙丁，在五音是徵音，在五味是苦味；脾是属阴的内脏，它在五色是黄色，在五季是长夏季，在日次是戊己，在五音是宫音，在五味是甘味；肺是属阴的内脏，它在五色是白色，在五季是秋季，在日次是庚辛，在五音是商音，在五味是辛味；肾是属阴的内脏，它在五色是黑色，在五季是冬季，在日次是壬癸，在五音是羽音，在五味是咸味。这就是五脏的五种变化。

五变与五行天干对应表

五脏	五色	五时	五音	五味	五行	天干
肝	青	春	角	酸	木	甲乙
心	赤	夏	徵	苦	火	丙丁
脾	黄	长夏	宫	甘	土	戊己
肺	白	秋	商	辛	金	庚辛
肾	黑	冬	羽	咸	水	壬癸

读书笔记

🌀 黄帝曰：以主五输奈何？

岐伯曰：脏主冬，冬刺井；色主春，春刺荥；时主夏，夏刺输；音主长夏，长夏刺经；味主秋，秋刺合。是谓五变，以主五输。

【白话译文】

黄帝问：怎样根据五脏及其五种变化来选用五输穴呢？

岐伯回答：五脏与冬季相应，所以冬季针刺井穴；五色与春季相应，所以春季针刺荥穴；五时与夏季相应，所以夏季针刺输穴；五音与长夏相应，所以长夏季针刺经穴；五味与秋季相应，所以秋季针刺合穴。这就是五脏及其变化所选用的五输穴的情况。

五脏的五种变化在针刺上的应用

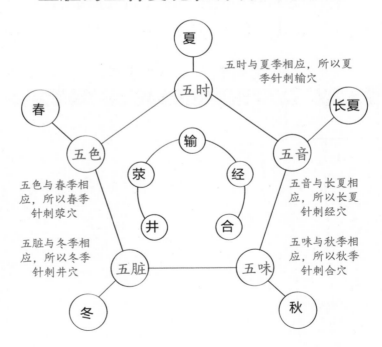

五时与夏季相应，所以夏季针刺输穴

五色与春季相应，所以春季针刺荥穴

五脏与冬季相应，所以冬季针刺井穴

五音与长夏相应，所以长夏针刺经穴

五味与秋季相应，所以秋季针刺合穴

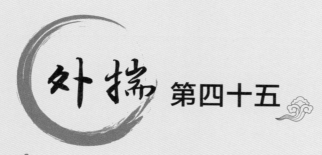

名家带你读

　　本篇主要从人与天地自然对应的角度来阐述九针的道理。用针如同治国，要注意事物之间的联系，人体是一个内外相应的统一整体，故能从人的外在表现和变化中，推测出内在五脏的病变。

　　黄帝曰：余闻九针九篇，余亲授其调，颇得其意。夫九针者，始于一而终于九，然未得其要道也。夫九针者，小之则无内，大之则无外，深不可为下，高不可为盖，恍惚无穷，流溢无极，余知其合于天道人事四时之变也，然余愿杂之毫毛，浑束为一，可乎？

　　岐伯曰：明乎哉问也，非独针道焉，夫治国亦然。

　　黄帝曰：余愿闻针道，非国事也。

　　岐伯曰：夫治国者，夫惟道焉。非道，何可小大、深浅，杂合而为一乎？

【白话译文】

　　黄帝问：我学习了关于九针的九篇文章，并且又亲身接受、领略了这种充满智慧的理论，比较深刻地理解了其中的含义。九针的理论丰富，从一到九，有一定的规律和次序，然而我还没有掌握它的要领和主要精神。九针的理论，精细得不能再精细了，广博得不能再广博了，深刻得不能再深刻了，高超得不能再高超了。它的理论玄妙无穷，我知道它与自然、社会和四时变化等都有关联，可是我想把这些多如毫毛的论述集中在一起，归纳综合成一个完整的系统的理论，你看可以吗？

岐伯回答：您对这个问题认识得很清楚了！并非只有九针的道理是这样的，治理一个国家也是如此。

黄帝问：我想听的是关于用针的道理，而不是治国的道理。

岐伯回答：治国也好，用针也罢，都必须有统一的原则和法度。没有统一的原则和法度，又怎么能使大的、小的、高深、浅显的复杂事物归纳整理成一个完整的系统呢？

岐伯曰：日与月焉，水与镜焉，鼓与响焉。夫日月之明，不失其影；水镜之察，不失其形；鼓响之应，不后其声。动摇则应和，尽得其情。

不后：同时。

【白话译文】

岐伯说：任何事物之间，都有着密切的联系。比如日与月，水与镜，鼓与声响。日、月照着物体，马上就会有影子出现；水、镜都可以清楚地反映物体的形象；击鼓的同时就会发出响声。这些都说明，任何事物的运动变化，都会有一定的表现与之相应，了解了这个道理，那么也就掌握了用针的理论。

黄帝曰：窘乎哉！昭昭之明不可蔽。其不可蔽，不失阴阳也。合而察之，切而验之，见而得之，若清水明镜之不失其形也。五音不彰，五色不明，五脏波荡，若是则内外相袭，若鼓之应桴，响之应声，影之似形。故远者，司外揣内；近者，司内揣外，是谓阴阳之极，天地之盖，请藏之灵兰之室，弗敢使泄也。

相袭：相互影响。

司外揣内：观察外表，可以推测内脏病变。

灵兰之室：指黄帝藏书的地方。

【白话译文】

黄帝说：这真是个深奥难解的问题呀！上述的道理就像日月的光辉一样明显可见，无法遮蔽，这是因为它的理论没有离开阴阳这一天地间的规律。把临床的各种现象综合起来观察，用切诊来查验脉象的变化，用望诊来获知外部的病象，然后用阴阳来分析归纳，得出的结论就像清水明镜反映的物体形象一样真切。如果一个人的声音沉滞不响亮，面色晦暗不清明，就说明他的内脏发生了病变。这是由于人体阴阳内外相互影响的结果，内部病变能够反映到外部，这种情况就如同用槌击鼓，响声随之发出，也如同人的形体和影子相随而又相似一样。所以掌握了反映于外的各种病象就可以测知内脏的疾病，查知内脏疾病就可以测知外在的表现。这说的就是阴阳理论运用于诊法的重点，天地自然，都离不开这个规律和范围，请让我把它珍藏在灵兰之室，永不外泄。

读书笔记

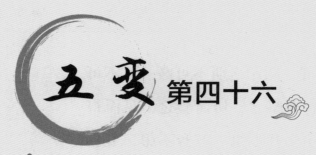

五变 第四十六

本篇用类比的方式分析了不同的人在同时受邪又同时患病的情况下，表现却不同的原因；列举了风邪致病的情况。

🌀 **黄帝曰：以人应木，奈何？**

少俞答曰：木之所伤也，皆伤其枝，枝之刚脆而坚，未成伤也。人之有常病也，亦因其骨节皮肤腠理之不坚固者，邪之所舍也。故常为病也。

【白话译文】

黄帝问：把人和树木的情况相比，是怎样的呢？

少俞回答：树木的损伤，主要是损伤其树枝，如果树枝坚硬刚强，则未必会被伤害。人经常生病也就是因为他的骨节、皮肤、腠理等部位不够坚实，外邪容易侵入并且停留在这些地方，所以人经常会发病。

🌀 **黄帝曰：人之善病风厥漉汗者，何以候之？**

少俞答曰：肉不坚，腠理疏，则善病风。

黄帝曰：何以候肉之不坚也？

漉：汗出淋漓的样子。

少俞答曰：䐃肉不坚，而无分理；理者粗理，粗理而皮不致者，腠理疏。此言其浑然者。

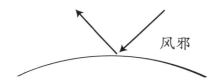

腘：指隆起的肌肉。

【白话译文】

黄帝问：人经常患风气厥逆而漉漉汗出的疾病，用什么方法观察它呢？

少俞回答：肌肉不坚实，腠理疏松，就容易患风邪病。

黄帝问：怎样才能看出肌肉不坚实呢？

少俞回答：肌肉结集隆起的部位不坚实，皮肤的纹理不明显，即使皮肤纹理清楚却粗糙不致密，腠理也就疏松，这些说的是观察肌肉是否坚实的大致情况。

肌肉坚实才能抵御风邪

风邪

肌肉坚实的人，腠理密闭，即使有风邪也难以入侵其身体，所以这种人不容易患风邪病

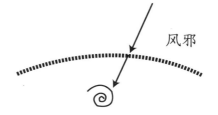

风邪

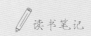

读书笔记

肌肉不坚实的人，腠理疏松，风邪很容易侵袭其身体，所以这种人很容易患风邪病

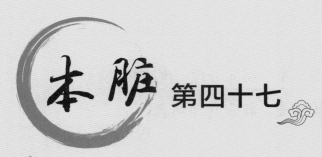

本脏 第四十七

名家带你读

本篇分析了五脏的大小、高低、坚脆、正斜对人健康的影响，阐述了脏腑与外在皮肉脉筋骨的生理病理关系。

岐伯曰：五脏六腑，邪之舍也，请言其故。五脏皆小者，少病，苦燋（jiāo）心，大愁忧；五脏皆大者，缓于事，难使以忧。五脏皆高者，好高举措；五脏皆下者，好出人下。五脏皆坚者，无病；五脏皆脆者，不离于病。五脏皆端正者，和利得人心；五脏皆偏倾者，邪心而善盗，不可以为人平，反复言语也。

燋心：通"焦"，焦虑，焦躁。

好出人下：意志薄弱。

和利得人心：性情和顺，深得人心。

/ 读书笔记

【白话译文】

岐伯说：人体的五脏六腑，是邪气侵袭的地方，让我讲一讲这其中的道理吧。五脏都小的人，很少受外邪侵袭而发生疾病，但经常心焦思虑，多愁善感；五脏都大的人，做事从容和缓，精神开阔，难以使他忧愁。五脏位置偏高的人，处事多好高骛远，空想自大，不切实际；五脏位置偏低的人，意志薄弱，甘居人下。五脏都坚实的人，不易受内外邪气侵犯，所以不易发生疾病；五脏都脆弱的人，易受病邪侵袭，所以总是发生疾病。五脏位置都端正的人，性情和顺，为人公正，易得人心；五脏位置都偏倾的人，多有私心杂念，贪心好盗，不能与人和平相处，言语反复无常。

五脏对人性格与健康的影响

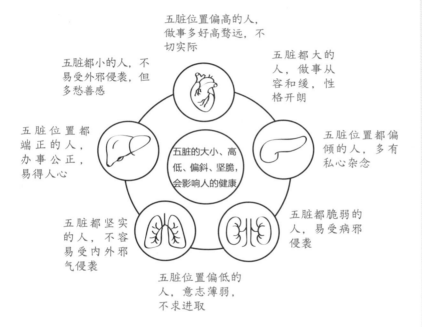

五脏位置偏高的人，做事多好高骛远，不切实际

五脏都大的人，做事从容和缓，性格开朗

五脏都小的人，不易受外邪侵袭，但多愁善感

五脏位置都偏倾的人，多有私心杂念

五脏位置都端正的人，办事公正，易得人心

五脏的大小、高低、偏斜、坚脆，会影响人的健康

五脏都坚实的人，不容易受内外邪气侵袭

五脏都脆弱的人，易受病邪侵袭

五脏位置偏低的人，意志薄弱，不求进取

🌀 **黄帝曰：愿闻六腑之<u>应</u>。**

岐伯答曰：肺合大肠，大肠者，<u>皮其应</u>；心合小肠，小肠者，脉其应；肝合胆，胆者，筋其应；脾合胃，胃者，肉其应；肾合三焦膀胱，三焦膀胱者，腠理毫毛其应。

应：指六腑与身体各部相应的情况。

皮其应：其应皮，大肠与皮毛相应。

【白话译文】

黄帝问：我想知道六腑与其他部位的相应关系。

岐伯回答：肺脏与大肠相合，大肠与皮毛相应；心脏与小肠相合，小肠与脉相应；肝脏与胆腑相合，胆腑与筋相应；脾脏与胃腑相合，胃腑与肌肉相应；肾脏与三焦、膀胱相合，三焦、膀胱与腠理毫毛相应。

脏腑的表里关系

对于脏腑来说，心、肝、脾、肺、肾五脏属阴，主里；胆、胃、大肠、小肠、三焦、膀胱六腑属阳，主表，通过经络联系，构成心与小肠、肝与胆、脾与胃、肺与大肠、肾与膀胱的表里配合关系。

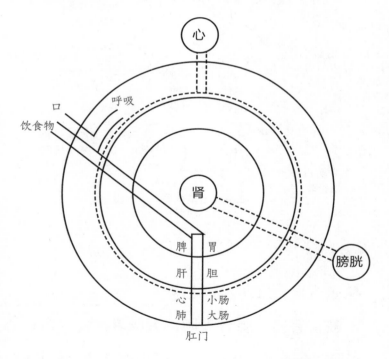

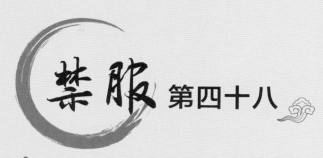

禁服 第四十八

名家带你读

本篇说明针刺必须懂得经脉的循行规律、审查卫气，指出根据寸口脉和人迎脉的变化推测人体经脉脏腑病变，从而确定灸、刺、服药等不同治疗方法。

凡刺之理，经脉为始，营其所行，知其度量；内刺五脏，外刺六腑，审察卫气，**为百病母**；调其虚实，虚实乃止，泻其血络，血尽不殆矣。

知其度量：知道经脉的长短和气血量。

为百病母：因为卫气是百病发生的根源。

【白话译文】

一般针刺治病的道理，首先要熟悉经脉，掌握经脉运行的走向，知道它的长短和气血量。病在内的可以针刺五脏所属的经脉，病在外的可以针刺六腑所属的经脉，同时要审查卫气的变化，作为治疗各种疾病的根本，以适当的方法调治疾病的虚实，若治疗得宜，则疾病可以得到控制。病在血络的，用刺络法泻其血络，使邪气尽去，疾病就会消除。

黄帝曰：寸口主中，人迎主外，两者相应，俱往俱来，**若引绳大小齐等**。春夏人迎微大，秋冬寸口微大，如是者，名曰**平人**。

若引绳大小齐等：人迎、寸口之脉往来相应，大小相等，像引动一根绳索那样均匀。

平人：指正常之人。

【白话译文】

黄帝说：寸口脉主候在内的五脏的变化，人迎脉主候在外的六腑的变化，寸口脉和人迎脉彼此呼应、共同往来不息，它们的搏动力量应该是大小相等的，像引动一根绳索那样均匀。但春夏之季阳气偏盛，人迎脉稍微盛大一些，秋冬之季阴气偏盛，寸口脉稍微盛大一些，这就是正常人的表现。

🌀 **通其营输，乃可传于大数。大数曰：盛则徒泻之，虚则徒补之，紧则灸刺，且饮药，陷下则徒灸之，不盛不虚，以经取之。所谓经治者，饮药，亦曰灸刺。脉急则引，脉大以弱，则欲安静，用力无劳也。**

营输：营，指经脉而言，因它是营运气血的通路，所以简称为营。输，指全身的腧穴。

大数：治疗大法。

📝 读书笔记

【白话译文】

必须明白经脉的运行和输注的道理，才能进一步传授治疗疾病的大法。针灸治病的大法原则：脉盛的用泻法，脉虚的用补法，脉紧的采用灸、刺、服药三者并行运用的方法，脉虚陷不起的用灸法，脉不盛不虚的，根据发病的经脉，相应治疗。所谓"经治"，就是或服药，或灸刺，随其经脉所宜而选用施治方法。脉急的是邪盛，可用针刺导去邪气使之平和。脉大而弱的属于阴不足，宜安静调养，不要勉强用力和烦劳过度。

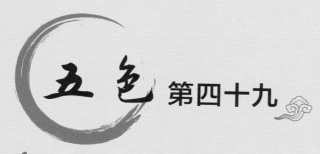

五色 第四十九

名家带你读

本篇论述了五官的表现与所对应的部位、五色所主的病证，阐述了如何通过面色的变化判断疾病。

雷公问于黄帝曰：五色独决于明堂乎？小子未知其所谓也。

黄帝曰：明堂者，鼻也。阙者，眉间也。庭者，颜也。蕃者，颊侧也。蔽者，耳门也。其间欲方大，去之十步，皆见于外，如是者，寿必中（zhòng）百岁。

小子：又称细子，雷公自谦之词，亦指年少者。

方大：端正、宽大、丰厚的意思。

寿必中百岁：中，满的意思。寿必中百岁，即寿必满百岁。

【白话译文】

雷公问黄帝：五色的变化是否独决于明堂的部位？我不了解这其中的道理。

黄帝回答：明堂就是鼻，阙是两眉中间的部位，庭是前额部，蕃是两颊的外侧，蔽是耳门前的部位。这些部位之间要端正、宽大、丰厚，在十步以外都能明朗、清楚地看到，这样的人，他的寿命必定能达到一百岁。

五色的部位

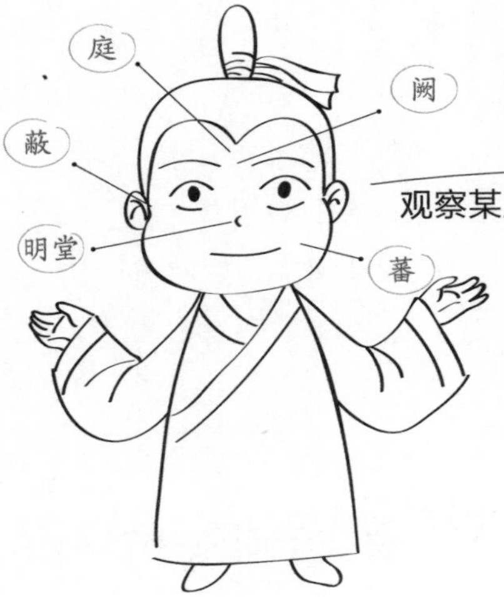
庭
阙
蔽
明堂
蕃
观察某人
明堂、阙、庭、蕃、蔽这五个部位端正、宽大、丰厚、清晰的，一定会享有百年高寿

雷公曰：五官之辨，奈何？

黄帝曰：明堂骨高以起，平以直，五脏次于中央，六腑挟其两侧，首面上于阙庭，王宫在于下极，五脏安于胸中，真色以致，病色不见，明堂润泽以清，五官恶得无辨乎？

【白话译文】

读书笔记

雷公问：怎样辨别五官的表象？

黄帝回答：鼻骨高且隆起，平正且端直，五脏相应的部位依次分布在面部的中央，六腑相应的部位列于五脏部位的两侧，头面的情况在两眉之间和前额表现出来，心脏的情况在两目间下极的部位表现出来。如果胸腔中五脏和平且安居，五色正常相见，病色不表现出来，鼻部色泽就滋润、光泽、清明。五官之色有什么不能辨别的呢？

雷公曰：官五色奈何？

黄帝曰：青黑为痛，黄赤为热，白为寒，是谓五官。

【白话译文】

雷公问：五色所主的是什么病证？

黄帝回答：青色和黑色主痛，黄色和红色主热，白色主寒，这就是五官所主。

五色诊断表

五色	必死	不死	健康色
青（主痛）	脸青如草汁	脸青如翠羽	面色白里透绀青色，肝脏旺盛
黄（主热）	脸黄如枳实	脸黄如蟹腹	面色白里透黄，脾脏旺盛
黑（主痛）	脸黑如烟灰	脸黑如乌羽	面色白里透紫，肾脏旺盛
赤（主热）	脸赤如瘀血	脸赤如鸡冠	面色白里透朱红，心脏旺盛
白（主寒）	脸白如枯骨	脸白如猪肉脂	面色白里透粉红，肺脏旺盛

雷公曰：小子闻风者，百病之始也；厥逆者，寒湿之起也，别之奈何？

黄帝曰：常候阙中，薄泽为风，冲浊为痹，在地为厥，此其常也，各以其色言其病。

【白话译文】

雷公问：听说生百病的原因，多从受风开始；厥痹病变，多是由寒湿之邪引起的，那么从面色上应该怎么辨别？

薄泽：指气色浮露浅薄。

地：指面的下颏部，又名"地阁"，在巨分、巨屈处。

黄帝回答：通常情况下，观察两眉之间的气色变化就能判断出来。气色浮露浅薄的是风邪引起的病变；气色沉滞晦浊的是痹证；如果病色出现在面的下部，则是厥证。以上就是根据面色的不同来判断疾病的一般规律。

根据面色不同判断疾病

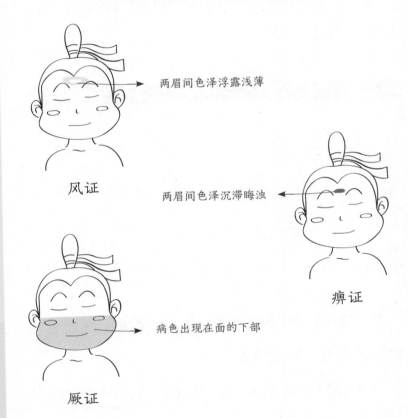

两眉间色泽浮露浅薄

风证

两眉间色泽沉滞晦浊

痹证

病色出现在面的下部

厥证

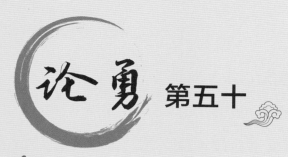

论勇 第五十

本篇阐述了勇敢的人和怯懦的人的表现和形成原因。

🌀 **黄帝曰：愿闻勇怯之所由然。**

少俞曰：勇士者，目深以固，长冲直扬。三焦理横，其心端直，其肝大以坚，其胆满以傍，怒则气盛而胸张，肝举而胆横，眦裂而目扬，毛起而面苍，此勇士之由然者也。

> 长冲：眉上。

> 眦：眼眶。

> 苍：青。

【白话译文】

黄帝问：我想听您讲一讲有关勇敢与怯懦的缘由。

少俞回答：勇敢的人，目光深邃、坚定，眉毛宽大、长直，皮肤肌腠的纹理是横生的，心脏端正，肝脏坚厚，胆汁盛满，发怒时，气壮盛，胸廓张大，肝气上举，胆气横溢，眼眶欲裂，目光逼射，毛发竖起，面色铁青，决定勇士性格的基本因素就是这些。

🌀 **黄帝曰：愿闻怯士之所由然。**

少俞曰：怯士者，目大而不减，阴阳相失，

> 阴阳相失：血气运行失度。

其焦理纵，𩩲骬短而小，肝系缓，其胆不满而纵，肠胃挺，胁下空，虽方大怒，气不能满其胸，肝肺虽举，气衰复下，故不能久怒，此怯士之所由然者也。

肠胃挺：肠胃不强健，少弯曲而挺直。

【白话译文】

黄帝问：那么怯懦性格的产生是什么缘由？

少俞回答：怯懦的人，目虽大但不深固，神气散乱，气血不协调，皮肤肌腠的纹理是纵生的，肌肉松弛，胸骨剑突短而小，肝小松缓，胆汁也不充盈，胆囊松弛，肠胃不强健，少弯曲而挺直，胁下空虚，肝气不能充满，虽然大怒，怒气也不能充满胸中，肝肺虽因怒而上举，但坚持不久，气衰即复下落，所以不能长时期发怒，决定怯士性格的因素就是这些。

勇敢的人和怯懦的人

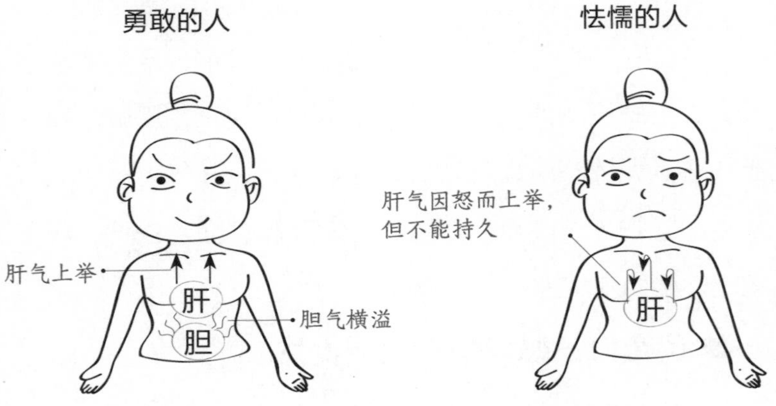
勇敢的人
怯懦的人
肝气上举
肝
胆
胆气横溢
肝气因怒而上举，
但不能持久
肝

读书笔记

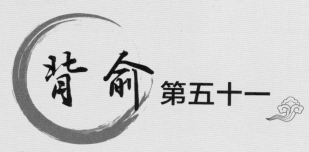

背俞 第五十一

名家带你读

本篇论述了人背部五脏腧穴的位置以及取穴的技巧，对于背俞穴的治疗要选灸法，不能选刺法；并介绍了用艾灸补泻的方法。

黄帝问于岐伯曰：愿闻五脏之俞，出于背者。

岐伯曰：胸中大俞在杼骨之端，肺俞在三焦之间，心俞在五焦之间，膈俞在七焦之间，肝俞在九焦之间，脾俞在十一焦之间，肾俞在十四焦之间，皆挟脊相去三寸所，则欲得而验之，按其处，应在中而痛解，乃其俞也。灸之则可，刺之则不可。气盛则泻之，虚则补之。以火补者，毋吹其火，须自灭也；以火泻之，疾吹其火，传其艾，须其火灭也。

三焦：本文特指第三脊椎。余此类推。

相去：本文指平行两个同名穴位之间的距离。

读书笔记

【白话译文】

黄帝问岐伯：我想知道出于背部的五脏腧穴所在的位置。

岐伯回答：胸中的大杼穴位于项后的第一脊椎下的两旁，肺俞位于第三脊椎下的两旁，心俞位于第五脊椎下的两旁，膈俞位于第七脊椎下的两旁，肝俞位于第九脊椎下的两旁，脾俞位于第十一脊椎下的两旁，肾俞位于第十四脊椎下的两旁。这些穴位都在脊椎两旁，左右穴位大约相距三寸的距离。想知道这些穴位并验证它们，可用手按压，所按部位酸痛而因按压缓解的，是腧穴的位置。对于背俞穴，可用灸法，但是不能用刺法。在施灸法时，邪气盛的用泻法，正气虚的用补法。在用灸法进行补益时，艾火燃着后，不要急着吹灭它，而要等着它慢慢熄灭。在用灸法进行泻导时，艾火燃着后，应快速吹旺它，加上艾柱再灸，让它因快速燃烧而熄灭。

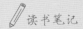
读书笔记

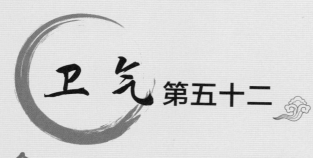

卫气 第五十二

本篇论述了脏腑的功能特点，营气和卫气的生成、运行部位。

黄帝曰：五脏者，所以藏精神魂魄者也。六腑者，所以受水谷而行化物者也。其气内于五脏，而外络肢节。其浮气之不循经者，为卫气；其精气之行于经者，为营气。阴阳相随，外内相贯，如环之无端，亭亭淳淳乎，孰能穷之？然其分别阴阳，皆有标本虚实所离之处。能别阴阳十二经者，知病之所生。候虚实之所在者，能得病之高下。知六腑之气街者，能知解结契绍于门户。能知虚石之坚软者，知补泻之所在。能知六经之标本者，可以无惑于天下。

浮气：卫气浮于脉外，循行及肤分肉之间，故称为"浮气"。

亭亭淳淳：形容营气和卫气在体内流行长远，无边无际。亭亭，长远。淳淳，流行。

气街：气行往来的路径。

【白话译文】

黄帝说：五脏是用来贮藏精神魂魄的，六腑是用来受纳和运化水谷之物的。饮食所化生的水谷精微之气在内入于五脏，在外行于人体肢节。其浮在外而不循行经脉之中的气，是卫气；其精微之气循行经脉之中的，是营气。阴阳相互依随，内外相互贯通，就像圆环无端。营为阴，卫为阳，营卫运行于周身，犹如水之源远流长，运行不息，谁能穷尽这其中的道理？经脉分别为阴、为阳，都有标本、虚实和离合之处。能够分别阴阳、十二经脉的起止路径，就能知道疾病产生的地方；知道诊候疾病的虚实所在，就能掌握疾病发生在上、在下的部位；知道六腑之气的来往通行路径，就能在诊断和治疗上，像解开绳结、开达门户一样方便自如；能知晓病虚是软，病实是坚这一道理，就可知道针刺补虚、泻实所在的部位；能够知道六经标本的，就能在治疗疾病时，应付自如，没有疑惑。

营卫与针刺

刺卫不伤营

1. 针刺卫气层的腧穴，若直刺而下，极易因进针过度而伤及营气

2. 若采用横针刺穴，则不易伤及营气

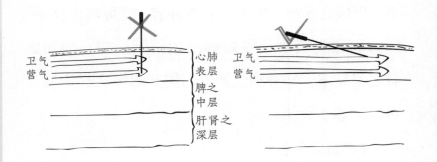

读书笔记

刺营不伤卫

1. 先用手指按压取穴部位

2. 用左手示指和拇指将皮肤提起，使卫气散开，再用右手施针直刺

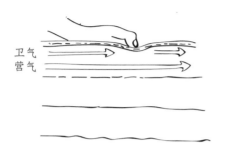

卫气
营气

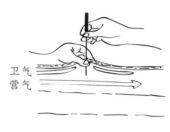

卫气
营气

直刺、斜刺与横刺

直刺，即将针身与表皮呈90°垂直刺入。因刺穴准确，且适合肌肉厚实部位用针，所以临床应用较多

斜刺，即将针身与表皮呈45°角刺入，适用于肌肉浅薄或内有重要脏器，或不宜直刺、深刺的穴位

横刺，也叫平刺，即将针身与表皮呈15°～25°角刺入，适用于皮薄、肉少部位的穴位

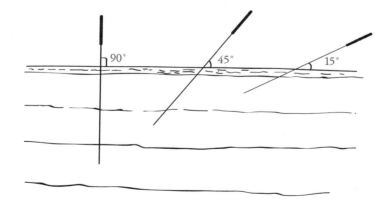

读书笔记

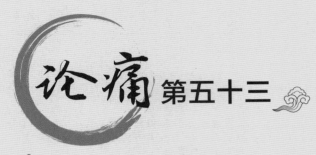

论痛 第五十三

名家带你读

　　本篇论述了不同体质的人，对于针刺灸火引起疼痛的耐受情况不同，以及对药物耐受力的差异，告诉人们要根据人的不同体质，因人制宜地施用不同的治疗方法。

　　🌀 **黄帝问于少俞曰：筋骨之强弱，肌肉之坚脆，皮肤之厚薄，腠理之疏密，各不同，其于针石火焫之痛何如？肠胃之厚薄坚脆亦不等，其于毒药何如？愿尽闻之。**

　　少俞曰：人之骨强、筋弱、肉缓、皮肤厚者耐痛，其于针石之痛、火焫亦然。

　　黄帝曰：其耐火焫者，何以知之？

　　少俞答曰：加以黑色而美骨者，耐火焫。

【白话译文】

　　黄帝问少俞：人筋骨的强弱，肌肉的坚脆，皮肤的厚薄，腠理的粗疏致密，各不相同，他们对于针刺、艾火灸灼所引起的疼痛的耐受情况是怎样的？人肠胃的厚薄、坚脆也各不相同，那么对于有强烈刺激作用并攻毒疗病的药物所耐受的情况又是怎样的？我想全部地听您讲一讲。

少俞回答：骨骼强壮、筋软弱、肌肉舒缓、皮肤厚实的人能够耐受疼痛，对针刺引起的疼痛及艾火烧灼引起的疼痛的耐受力也是一样的。

黄帝问：怎样知道有些人可以耐受艾火引起的疼痛？

少俞回答：皮肤黑色、骨骼发育完美的人，可以耐受艾火引起的灼热疼痛。

黄帝曰：其不耐针石之痛者，何以知之？

少俞曰：坚肉薄皮者，不耐针石之痛，于火焫亦然。

黄帝曰：人之病，或同时而伤，或易已，或难已，其故何如？

少俞曰：同时而伤，其身多热者易已，多寒者难已。

黄帝曰：人之胜毒，何以知之？

少俞曰：胃厚、色黑、大骨及肥者，皆胜毒；故其瘦而薄胃者，皆不胜毒也。

易已：病容易痊愈。

胜毒：指对药物的耐受力。

胃厚：胃气强。

🖊读书笔记

【白话译文】

黄帝问：又怎样知道哪些人不能耐受针刺引起的疼痛呢？

少俞回答：肌肉坚脆、皮肤薄弱的人，不能耐受针刺引起的疼痛，也不能耐受由于艾火引起的灼痛。

黄帝问：人患了疾病，有的同时患同样的病，有的人容易痊愈，有的人不容易痊愈，这其中的原因是什么呢？

少俞回答：如果同时患同样的病，以热证为主的容易痊愈，以寒证为主的较难痊愈。

黄帝问：怎样知道人对药物的耐受力呢？

少俞说：胃气强、皮肤黑、骨骼粗大、肥胖的人，对药性强的药物的耐受力就强；而身体瘦弱、胃薄的人，对药物的耐受力就弱。

读书笔记

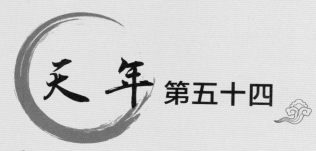

天年 第五十四

本篇分析了生命产生的基础、身体健康和长寿的条件，介绍了长寿人的特点。

黄帝问于岐伯曰：愿闻人之始生，何气筑为基，何立而为楯（shǔn）？何失而死，何得而生？

岐伯曰：以母为基，以父为楯，失神者死，得神者生也。

黄帝曰：何者为神？

岐伯曰：血气已和，荣卫已通，五脏已成，神气舍（shè）心，魂魄毕具，乃成为人。

楯：即栏杆，在这里引申为遮蔽和捍卫之意。

神气舍心：神气藏居于心中。舍，居住。

【白话译文】

黄帝问岐伯：我想知道人开始有生命的时候，是以什么气作为基础的，以什么气作为捍卫的，失去什么就会死亡，得到什么就会生存。

岐伯回答：依靠母亲的血作为基础，依靠父亲的精作为捍卫，失去神气的就会死亡，得到神气的就能生存。

黄帝问：什么是神气？

读书笔记

岐伯回答：血气已调和，营卫已通利，五脏已形成，那么神气产生后，藏居于心中，神气就是人体生命活动的表现。产生神气，魂魄精神活动就全部具备，于是一个健全的人就形成了。

《内经》对生命的解释

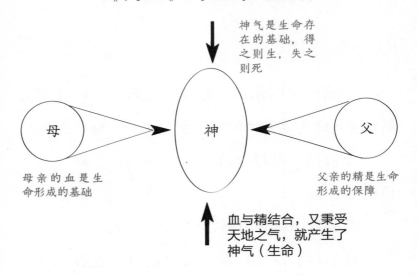

神气是生命存在的基础，得之则生，失之则死

母

母亲的血是生命形成的基础

神

父

父亲的精是生命形成的保障

血与精结合，又秉受天地之气，就产生了神气（生命）

 黄帝曰：人之寿百岁而死，何以致之？

岐伯曰：使道隧以长，基墙高以方，通调营卫，三部三里起，骨高肉满，百岁乃得终。

【白话译文】

黄帝问：什么样的人能活到一百岁才死亡？

岐伯说：鼻孔深邃而且长、面部高厚而方大、营卫之气通调、面之上中下三部高起而不平陷、骨骼高耸、肌肉丰满，这样的人能够活到一百岁，得以年寿终止。

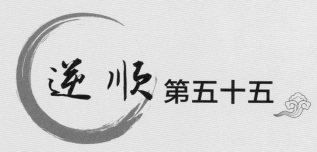

逆顺 第五十五

本篇讲述了经气运行有逆顺，血气有盛衰，说明了不能用刺法的具体表现，以及针刺时如何根据这些规律把握针刺的时机，做到早期诊断、早期治疗。

🌀 **黄帝问于伯高曰：余闻气有逆顺，脉有盛衰，刺有大约，可得闻乎？**

> 大约：主要的法则。

伯高曰：气之逆顺者，所以应天地阴阳四时五行也；脉之盛衰者，所以候血气之虚实有余不足。刺之大约者，必明知病之可刺，与其未可刺，与其已不可刺也。

【白话译文】

黄帝问伯高：听说气的运行有逆有顺，血脉有盛有衰，针刺方法有总的原则，能够讲给我听吗？

伯高回答：气的运行与天地、阴阳、四时、五行相适应。血脉的盛衰是气血虚实的表现，从脉象上可诊查出气血的有余、不足。针刺的大法，必须明确掌握疾病可以采用针刺治疗，哪些疾病一时还不可以针刺治疗，哪些疾病已经不可以针刺治疗。

🖊 读书笔记

黄帝曰：候其可刺奈何？

伯高曰：上工，刺其未生者也；其次，刺其未盛者也；其次，刺其已衰者也。下工，刺其方袭者也，与其形之盛者也，与其病之与脉相逆者也。故曰：方其盛也，勿敢毁伤，刺其已衰，事必大昌。故曰：上工治未病，不治已病，此之谓也。

【白话译文】

黄帝问：如何掌握可刺的时机？

伯高回答：高明的医生，是在疾病未发作而邪气尚浅显的时候针刺；其次，是在疾病虽发作而邪气不盛的时候针刺；再次，是在邪气已衰，正气欲复的时候针刺。技术低劣的医生，是在邪气正旺的时候针刺，或者是在外形强盛、实际内虚的时候针刺，或者是在病情与脉象相违背时针刺。所以说，当邪气强盛的时候，不要针刺毁伤元气，如果针刺已衰的邪气，就会成功。所以说，高明的医生是治疗未发生的疾病，不治疗已经发生的疾病，就是这个道理。

读书笔记

适合针刺的时机

适合针刺的时机 → 在疾病没有发作之前

适合针刺的时机 → 在疾病已经发作，但邪气不是很盛的时候

适合针刺的时机 → 在邪气开始衰退，正气开始恢复的时候

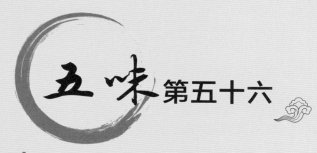

五味 第五十六

本篇论述了五味进入人体后与五脏的对应关系；指出五味对五脏各有其相应的作用，同时论述了五味在五脏疾病各有宜忌。

黄帝曰：愿闻谷气有五味，其入五脏，分别奈何？

伯高曰：胃者，五脏六腑之海也，水谷皆入于胃，五脏六腑皆禀气于胃。五味各走其所喜，谷味酸，先走肝；谷味苦，先走心；谷味甘，先走脾；谷味辛，先走肺；谷味咸，先走肾。谷气津液已行，营卫大通，乃化糟粕，以次传下。

禀：秉受。

【白话译文】

黄帝问：我想听一听谷气的五味进入人体后是怎样分别归于人体五脏的？

伯高回答：胃是五脏六腑营养物质的化生处，所食的水谷之物都是从口中进入到胃腑，胃腑所化生的精微物质，被五脏六腑所秉受。所入五味又各自归走于同性所喜之脏器，谷味酸的，先走于肝脏；谷味苦的，先走于心脏；谷

读书笔记

味甘的，先走于脾脏；谷味辛的，先走于肺脏；谷味咸的，先走于肾脏。水谷精气、津液及营卫，已输布运行，而营养脏腑四肢百骸。所剩糟粕，依次向下传送到大肠、膀胱，成为二便而排出体外。

谷气归走五脏

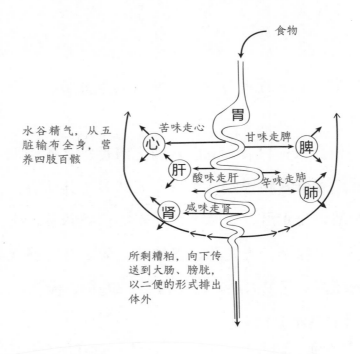

食物

水谷精气，从五脏输布全身，营养四肢百骸

苦味走心

胃

甘味走脾

心

脾

肝

酸味走肝

辛味走肺

肺

肾

咸味走肾

所剩糟粕，向下传送到大肠、膀胱，以二便的形式排出体外

💧 **五禁：肝病禁辛，心病禁咸，脾病禁酸，肾病禁甘，肺病禁苦。**

【白话译文】

五禁，即五脏疾病对五味的禁忌，肝病应禁辛味，心病应禁咸味，脾病应禁酸味，肾病应禁甘味，肺病应禁苦味。

🌀 **肝色青，宜食甘，杭米饭、牛肉、枣、葵皆甘。心色赤，宜食酸，犬肉、麻、李、韭皆酸。脾色黄，宜食咸，大豆、豕肉、栗、藿皆咸。肺色白，宜食苦，麦、羊肉、杏、薤（xiè）皆苦。肾色黑，宜食辛，黄黍、鸡肉、桃、葱皆辛。**

杭米：粳米。杭，"粳"的异体字。

麻：指芝麻。

薤：俗名野蒜。

【白话译文】

肝主青色，宜食用甘味，粳米饭、牛肉、枣、冬葵等都属甘味；心主赤色，宜食用酸味，狗肉、芝麻、李子、韭菜等都属酸味；脾主黄色，宜食用咸味，大豆、猪肉、栗子、豆叶等都属咸味；肺主白色，宜食用苦味，麦、羊肉、杏、野蒜等都属于苦味；肾主黑色，宜食用辛味，黄米、鸡肉、桃、葱等都属辛味。

与五脏病变对应的面色与宜食食物表

病变部位	面色	宜食	宜食食物
肝脏	发青	甘味	粳米饭、牛肉、枣、冬葵
心脏	发赤	酸味	狗肉、芝麻、李子、韭菜
脾脏	发黄	咸味	大豆、猪肉、栗子、豆叶
肺脏	发白	苦味	麦、羊肉、杏、野蒜
肾脏	发黑	辛味	黄米、鸡肉、桃、葱

读书笔记

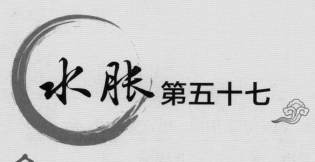

水胀 第五十七

名家带你读

本篇论述了水胀、肤胀、鼓胀、肠覃、石瘕等病的病因与症状及鉴别，指出肤胀、鼓胀的针刺原则是先泻血络，后调其经。

瘕：本为子宫肿瘤之名，引申之，腹中结块亦谓之瘕。

读书笔记

🌿 **黄帝问于岐伯曰：水与肤胀、鼓胀、肠覃、石瘕（jiǎ）、石水，何以别之？**

岐伯答曰：水始起也，目窠上微肿，如新卧起之状，其颈脉动，时咳，阴股间寒，足胫瘇，腹乃大，其水已成矣。以手按其腹，随手而起，如裹水之状，此其候也。

【白话译文】

黄帝问岐伯：对水胀与肤胀、鼓胀、肠覃、石瘕、石水等病，应当怎样区别？

岐伯回答：刚患水胀病的时候，目眶上部眼睑微微肿起，好像刚睡醒的样子，颈部动脉搏动明显，时时咳嗽，两大腿内侧感觉寒凉，足胫部肿胀，腹部胀大，这些都说明已经患上水胀了。用手按压腹部，随手而起，就像按在裹水的袋子上一样，这就是水胀的症状。

🌀 黄帝曰：肤胀何以候之？

岐伯曰：肤胀者，寒气客于皮肤之间，鼟（kōng）鼟然不坚，腹大，身尽肿，皮厚，按其腹，窅（yǎo）而不起，腹色不变，此其候也。

鼟：鼓声。

窅：深陷。

【白话译文】

黄帝问：肤胀怎样诊候？

岐伯回答：肤胀是由于寒气客留于皮肤之间，导致腹部胀大，叩击时发出鼓音，空而不实，全身上下肿胀，皮厚实，按压其腹部，凹陷不起，其腹部皮肤颜色不改变，这就是肤胀的症状。

🌀 黄帝曰：鼓胀何如？

岐伯曰：腹胀身皆大，大与肤胀等也，色苍黄，腹筋起，此其候也。

等：相同。

黄帝曰：肠覃何如？

岐伯曰：寒气客于肠外，与卫气相搏，气不得荣，因有所系，癖而内著，恶气乃起，瘜（xī）肉乃生。其始生也，大如鸡卵，稍以益大，至其成，如怀子之状，久者离岁，按之则坚，推之则移，月事以时下，此其候也。

瘜肉：赘肉，恶肉。

✏️ 读书笔记

【白话译文】

黄帝问：鼓胀是怎样的？

岐伯回答：腹部胀满，全身肿大，肿胀的程度与肤胀相同，颜色苍黄，腹部的青筋暴起，这就是鼓胀的症状。

黄帝问：肠覃是怎样的？

岐伯回答：寒气客留于肠道之外，与卫气相互排斥，使卫气不能营运，因而寒气束缚了卫气，积聚并内附于肠道，于是就产生病恶的邪气，并生成息肉。刚开始生成时，大小同鸡卵，慢慢长大，长成时，就像妇女怀孕的样子，病程长久时可达数年。如果用手按压患部，感觉很坚硬，推动患部可以移动，月经仍然按时来潮，这就是肠覃的症状。

✎ 黄帝曰：石瘕何如？

岐伯曰：石瘕生于胞中，寒气客于子门，子门闭塞，气不得通，恶血当泻不泻，衃（pēi）以留止，日以益大，状如怀子，月事不以时下，皆生于女子，可导而下。

胞中：子宫内。
胞，即子宫。

衃以留止：瘀血停留在内。

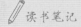读书笔记

【白话译文】

黄帝问：石瘕是怎样的？

岐伯说：石瘕生于女子子宫内，寒气客留于子宫处，子宫因寒气而闭塞，气血不能流通，恶败之血不能排泄，以致凝结成块，留滞子宫内，并日渐增大，就像妇女怀孕一般，月经不能按时来潮。这种病邪都发生在女子身上，治疗时可用通导的方法。

🌀 **黄帝曰：肤胀鼓胀，可刺邪？**

岐伯曰：先泻其胀之血络，后调其经，刺去其血络也。

【白话译文】

黄帝问：可用针刺治疗肤胀和鼓胀吗？

岐伯回答：治疗时，先用针泻有瘀血的络脉，然后调整经脉虚实，刺去血络中的恶血。

几种胀病的区别

病名	症状
水胀	眼睑微肿，颈部动脉搏动明显，常咳，两大腿内侧感觉寒凉，足胫部肿胀，腹部胀大
肤胀	腹胀，叩去时有鼓音，全身上下肿胀，皮厚
鼓胀	腹胀，全身肿大，颜色苍黄，腹部青筋暴起
肠覃	卫气不能正常运营而积聚，病恶的邪气产生，并生成息肉，月经仍能按时来潮
石瘕	子宫闭塞，月经不能按时来潮

✏️ 读书笔记

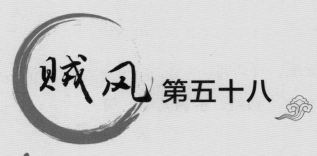

贼风 第五十八

名家带你读

本篇分析了人在没有遭遇贼风邪气的情况下而致病的原因，以及新旧邪气相互纠结导致发病的原因。

贼风：指四时不正之气。

空穴：因上古之人穴居野处，故称之。

若："或"义。

📖读书笔记

🌀 **黄帝曰：夫子言贼风邪气之伤人也，令人病焉，今有其不离屏蔽，不出空穴之中，卒然病者，非不离贼风邪气，其故何也？**

岐伯曰：此皆尝有所伤于湿气，藏于血脉之中，分肉之间，久留而不去，若有所堕坠，恶血在内而不去，卒然喜怒不节，饮食不适，寒温不时，腠理闭而不通。其开而遇风寒，则血气凝结，与故邪相袭，则为寒痹。其有热则汗出，汗出则受风，虽不遇贼风邪气，必有因加而发焉。

【白话译文】

黄帝问：您说贼风邪气伤害人体，使人患病，如今有人不离开遮蔽的房屋，不出居室，却突然患病，为什么没有遭到贼风邪气的侵袭也会生病？

岐伯回答：这是因为曾受过邪气的伤害，或是湿邪之气藏匿于血脉和肌肉内，久滞于人体内；或是因为跌仆坠落，使人体受伤，瘀血留积体内。突然的喜怒情志过度，饮食不调，气候忽冷忽热，使人体腠理闭塞不宣。如果腠理开泄，遇感风寒之邪，致使血气凝结，新邪与旧邪相互纠结，就成了寒痹证。又因热而汗出，因出汗肌腠疏松而感受风邪，虽没有遇到贼风邪气的侵袭，但一定是内因加外因而生病的。

足不出户也突发疾病的原因

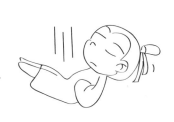

跌仆坠落

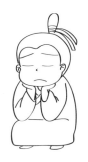

情绪过度

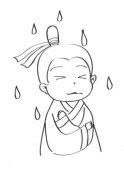

受湿邪侵袭

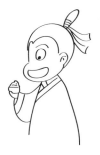

饮食不调

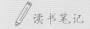
读书笔记

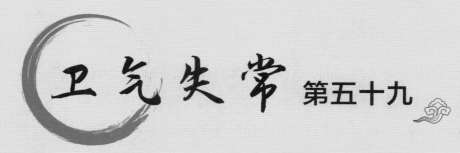

卫气失常 第五十九

名家带你读

本篇提出了人体体质的三型分类法，即脂型、膏型和肉型；指出这三种不同体质人的气血多少的差异与体形之不同。

🐚 伯高曰：腘肉坚，皮满者，肥；腘肉不坚，皮缓者，膏；皮肉不相离者，肉。

【白话译文】

伯高说：肌肉坚厚，皮肤丰满，是脂；肌肉不坚厚，皮肤弛缓，是膏；皮与肉不相分离而紧相连，是肉。

🌿 黄帝曰：其肥瘦大小奈何？

伯高曰：膏者，多气而皮纵缓，故能纵腹垂腴；肉者，身体容大；脂者，其身收小。

黄帝曰：三者之气血多少何如？

伯高曰：膏者，多气，多气者，热，热者耐寒；肉者，多血，则充形，充形则平；脂者，其血清，气滑少，故不能大，此别于众人者也。

【白话译文】

黄帝问：人的肥瘦、体形是怎样的呢？

腴：腹部的肌肉宽纵，肥肉下垂。

伯高回答：膏型人，多阳气而皮肤宽松弛缓，所以出现腹部肥大而下垂的形态；肉型人，身体宽大；脂型人，肉坚而身形瘦小。

黄帝问：膏型、肉型、脂型三种人气血的多少是怎样的?

伯高回答：膏型人多阳气，多阳气则身体发热，身体发热则能受寒气；肉型人多血气，多血气则充盛形体，充盛形体则气不寒不热而平和；脂型人，血清淡，气滑利而少，所以身形不大。这都是区别于一般人的情况的。

人胖瘦的三种类型

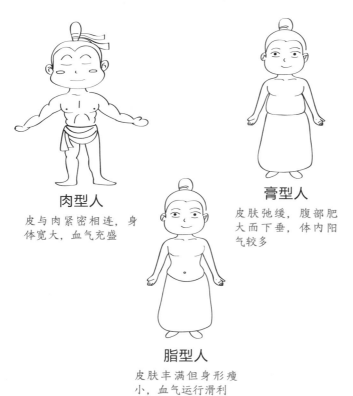

肉型人
皮与肉紧密相连，身体宽大，血气充盛

脂型人
皮肤丰满但身形瘦小，血气运行滑利

膏型人
皮肤弛缓，腹部肥大而下垂，体内阳气较多

读书笔记

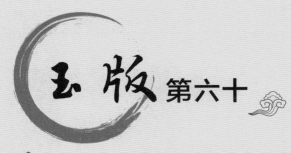

玉版 第六十

名家带你读

　　本篇论述了对已形成脓血的痈疽采取的治疗方法，指出应当对已形成脓血的部位采用砭石、铍针、锋针进行排脓治疗；说明了痈疽的五种逆证，即五种人体耗损至极、无法救治的情况。

> 　　黄帝曰：其已有脓血而后遭乎？不导之以小针治乎？
>
> 　　岐伯曰：以小治小者，其功小，以大治大者，多害，故其已成脓血者，其唯砭石铍锋之所取也。

【白话译文】

　　黄帝问：那些已形成的脓血，不能用小针来治疗吗？

　　岐伯回答：用小针治疗小痈疽，难以治好；用大针治疗大痈疽，又多有逆死之害。所以已成脓血的痈疽，治疗时只能采用砭石、铍针、锋针之类排脓。

小针能治大病

　　针虽小，作用却不可低估。高明的医生只要用小针就能预防疾病的发展，从而减轻患者的痛苦，可见，小针能治大病。

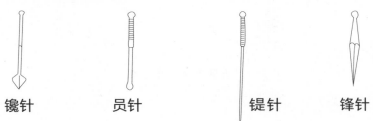

镵针　　　　　员针　　　　　锃针　　　　　锋针

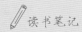

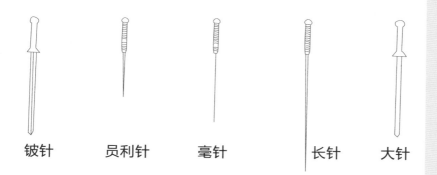

铍针　　员利针　　毫针　　长针　　大针

黄帝曰：多害者其不可全乎？

岐伯曰：其在逆顺焉。

黄帝曰：愿闻逆顺。

岐伯曰：以为伤者，其白眼青，黑眼小，是一逆也；内药而呕者，是二逆也；腹痛渴甚，是三逆也；肩项中不便，是四逆也；音嘶色脱，是五逆也。除此五者为顺矣。

伤：害。

内药：服药。内，同"纳"。

【白话译文】

黄帝问：痈疽发病已经很严重的，患者的性命就无法保全了吗？

岐伯回答：这要看病证的逆顺。

黄帝问：想听你讲讲病证的逆顺。

读书笔记

岐伯回答：痈疽为害，有五种逆证。逆证之一为白眼青，黑眼小；逆证之二为服药会呕吐；逆证之三为腹痛，口渴得厉害；逆证之四为肩背、颈项僵直，转动不便；逆证之五为声音嘶哑，面色无华。除了这五种逆证之外，其余的就是顺证。

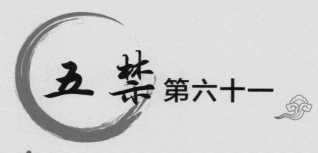

五禁 第六十一

　　本篇说明了医生在针刺时必须注意的五禁、五夺，介绍了它们各自的含义和内容。

　　🌱 **黄帝问于岐伯曰：余闻刺有五禁，何谓五禁？**

　　岐伯曰：禁其不可刺也。

　　【白话译文】

　　黄帝问岐伯：听说针刺有五禁，什么是五禁？

　　岐伯回答：禁止在不可针刺的时日行针刺就叫"五禁"。

　　🌱 **黄帝曰：愿闻其不可刺之时。**

　　岐伯曰：甲乙日自乘，无刺头，无发蒙于耳内。丙丁日自乘，无振埃于肩喉廉泉。戊己日自乘四季，无刺腹，去爪泻水。庚辛日自乘四季，无刺关节于股膝。壬癸日自乘，无刺足胫。是谓五禁。

　　【白话译文】

　　黄帝问：想知道不可针刺的时日。

　　岐伯回答：天干应人身，甲乙应头，所以逢甲日、乙

　　发蒙：治疗头面耳目疾病的一种刺法。

　　振埃：治疗喘咳胸满等病的一种刺法。

　　去爪：治疗关节等四肢疾病，以及阴囊水肿的一种刺法。

日，不能针刺头部；也不要用"发蒙"的针法针刺耳内。丙丁应肩喉，逢丙日、丁日，不要用"振埃"的针法刺肩、喉及廉泉穴部位。戊己应手足四肢，逢戊日、己日，不可针刺腹部和用"去爪"针法泻水。庚辛应股膝，逢庚日、辛日，不可针刺股膝的穴位。壬癸应足胫，逢壬日、癸日，不可针刺足、胫的穴位。这就是所说的五禁。

黄帝曰：何谓五夺？

岐伯曰：形肉已夺，是一夺也；大夺血之后，是二夺也；大汗出之后，是三夺也；大泄之后，是四夺也；新产及大血之后，是五夺也。此皆不可泻。

【白话译文】

黄帝问：什么是五夺？

岐伯回答：五夺，即五种大虚的病证。形体消瘦、肌肉脱失是一夺；大失血之后是二夺；大汗出后是三夺；大泄之后是四夺；新产流血过多及大量出血之后是五夺。这些都不可用泻法治疗。

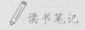

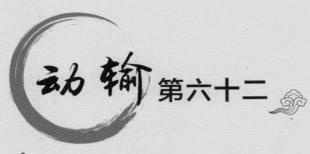

動輸 第六十二

名家带你读

本篇分析了十二经脉中手太阴肺经、足阳明胃经和足少阴肾经脉搏跳动不止的道理；阐述了脉气由内脏而出时，由强转弱的过程。

清气：水谷的精气。

以息往来：息，指呼吸而言，一呼一吸，称为一息。以息往来，就是指呼吸与脉气的往来运行有着密切的关系。

🌀 黄帝曰：经脉十二，而手太阴，足少阴、阳明，独动不休，何也？

岐伯曰：是明胃脉也。胃为五脏六腑之海，其清气上注于肺，肺气从太阴而行之，其行也，以息往来，故人一呼，脉再动，一吸脉亦再动，呼吸不已，故动而不止。

【白话译文】

黄帝问：在十二条经脉之中，只有手太阴肺经、足少阴肾经、足阳明胃经的脉搏跳动不止而表现于外，这是为什么呢？

岐伯回答：足阳明胃经与经脉搏动有密切关系，因为胃是五脏六腑的营养来源，胃中食物所化生的精微物质上输于肺，气从手太阴肺经开始，循行于十二经脉。经脉的搏动是依靠肺气的推动而发生的，所以人一呼气的时候脉搏跳动两次，一吸气的时候脉搏也是跳动两次，人的呼吸不停止，故脉搏跳动不休止。

🌀 **黄帝曰：气之过于寸口也，上十焉息，下八焉伏，何道从还？不知其极。**

岐伯曰：气之离脏也，卒然如弓弩之发，如水之下岸，上于鱼以反衰，其余气衰散以逆上，故其行微。

右侧批注：
上于鱼以反衰：鱼，手大指本节后，掌侧隆起的肌肉叫鱼，鱼部的边缘叫鱼际。上于鱼以反衰，就是指脉气从寸口上于鱼际之后，出现由盛而衰的现象。

【白话译文】

黄帝问：脉气通过寸口时，它的上下搏动和具体运行是怎样的呢？其是什么道理呢？我不知道它的标准。

岐伯回答：脉气离开内脏而外行经脉时，突然地有如弓箭离弦一般的迅急，有如水冲决堤岸一样的迅猛。当强盛的脉气上达到了鱼际部位后，脉象由盛到衰，这是因为脉气至此已经衰散，而且是向上逆行的，所以它运行的气势就减弱了。

经脉运行通路上的脉诊部位

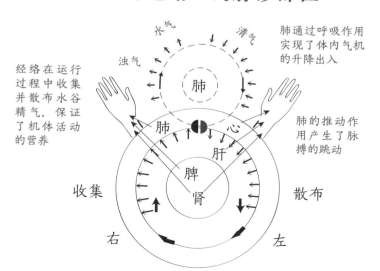

肺通过呼吸作用实现了体内气机的升降出入

经络在运行过程中收集并散布水谷精气，保证了机体活动的营养

肺的推动作用产生了脉搏的跳动

读书笔记

五味论 第六十三

　　本篇论述了五味进入体内后的走向对人体健康的影响，还介绍了五味偏嗜、太过所出现的病理变化及发病机制。

癃：小便不通。

胞：指膀胱。

约：约束。

✐ 读书笔记

　　🌀 黄帝问于少俞曰：五味入于口也，各有所走，各有所病。酸走筋，多食之，令人癃；咸走血，多食之，令人渴；辛走气，多食之，令人洞心；苦走骨，多食之，令人变呕；甘走肉，多食之，令人悗心。余知其然也，不知其何由，愿闻其故。

　　少俞答曰：酸入于胃，其气涩以收，上之两焦，弗能出入也，不出即留于胃中，胃中和温，则下注膀胱，膀胱之胞薄以懦，得酸则缩绻，约而不通，水道不行，故癃。阴者，积筋之所终也，故酸入而走筋矣。

【白话译文】

　　黄帝问少俞：饮食五味从口中进入体内，它们各自归走于所喜欢的脏腑，也各自都有其所产生的病变。如酸味进入筋，食酸味偏多，则会引起小便不通；咸味走血，多食咸味，则会使人口渴不已；辛味进入气分，食辛味太过，则可引起内心空虚感。苦味走骨，多食苦味，则会使人拘挛呕吐；甘味进入肌肉，过食甘味，则会使人感到心胸烦闷。我知道这些情况，但是不知道产生这些情况的原因，我想了解这其中的缘故。

少俞回答：酸味入胃以后，由于酸味涩滞，具有收敛的作用，只能行于上、中二焦，而不能迅速吸收转化，便停滞在胃中。胃腑之中温和，则下行注入膀胱，膀胱皮薄而软，如得酸味则会收缩曲卷，膀胱口紧闭约束，水液运行之道不能通行，所以小便就会不通。前阴是宗筋会聚的地方，肝主筋，所以说酸走筋。

黄帝曰：咸走血，多食之，令人渴，何也？

少俞曰：咸入于胃，其气上走中焦，注于脉，则血气走之，血与咸相得，则凝，凝则胃中汁注之，注之则胃中竭，竭则咽路焦。故舌本干而善渴。血脉者，中焦之道也，故咸入而走血矣。

咽路：咽喉通道。

黄帝曰：辛走气，多食之，令人洞心，何也？

少俞曰：辛入于胃，其气走于上焦，上焦者，受气而营诸阳者也，姜韭之气熏之，营卫之气，不时受之，久留心下，故洞心。辛与气俱行，故辛入而与汗俱出。

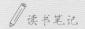 读书笔记

【白话译文】

黄帝问：咸味走血，多食咸味，则会使人口渴，这是

为什么呢？

少俞回答：咸味入胃后，气味行于中焦，输注于血脉，与血相合，使血液浓稠，需要胃中的津液不断地补充调和。胃中津液不断注入以补充调剂血液而被消耗，则津液减少而不足，不足则难以上润咽部，使得咽部和舌根感到焦躁，所以口渴。血脉是中焦化生的精微输布周身的通道，血液也出于中焦，咸味上行于中焦，所以咸味入胃后，就走入血分。

黄帝问：辛味走气，多食辛味，则会使人内心空虚，这是为什么呢？

少俞回答：辛味入胃后，它的气味行于上焦。上焦的功能是将来自中焦的水谷精微布散到体表。若姜、韭之辛味常熏蒸于上焦，营卫之气不断受扰，且其气久久停留于心下之处，就会有如火烧心的感觉。辛味常与卫阳之气同行，所以辛味入胃以后促使卫阳之气外达而汗出，辛味也随汗而排泄，这就是辛味走气的道理。

🌀 **黄帝曰：苦走骨，多食之，令人变呕，何也？**

少俞曰：苦入于胃，五谷之气，皆不能胜苦，苦入下脘，三焦之道，皆闭而不通，故变呕。齿者，骨之所终也，故苦入而走骨，故入而复出，知其走骨也。

黄帝曰：甘走肉，多食之，令人悗心，何也？

少俞曰：甘入于胃，其气弱小，不能上至于

上焦，而与谷留于胃中者，令人柔润者也。胃柔则缓，缓则虫动，虫动则令人悗心。其气外通于肉，故甘走肉。

【白话译文】

黄帝问：苦味走骨，多食苦味，则会使人拘挛、呕吐，这是为什么呢？

少俞回答：苦味入胃后，五谷的其他气味都不能胜过它。当苦味进入下脘后，三焦的通路都受其影响而气机阻闭不通利。三焦不通，胃内食物不得通调、输散，胃气因而上逆形成拘挛、呕吐。牙齿，是骨之所余部分，苦味入胃后走骨亦走齿，如已入胃之苦味重复吐出，就可以知道其已经走骨了。

黄帝问：甘味善走肌肉，过食甘味，使人感到心胸烦闷，是什么原因呢？

少俞回答：甘味入于胃中，它的气味柔弱细小，不能上达于上焦部位，而与饮食之物一同存留在胃腑之中，使人胃腑柔润，胃腑柔润则气机和缓，气机和缓则致诸虫而动，虫行扰动则会使人心中烦闷。甘味可以入脾，脾主肌肉，甘味外通于肌肉，所以，甘味善走肌肉。

五味与五脏

分类	五味与五脏的关系	内容出处
五味所入	酸入肝，辛入肺，苦入心，咸入胃，甘入脾	《素问·宣明五气篇》
五脏所欲	心欲苦，肺欲辛，肝欲酸，脾欲甘，肾欲咸	《素问·五脏生成篇》
五味所生	酸生肝，苦生心，甘生脾，辛生肺，咸生肾	《素问·阴阳应象大论》
五味所走	酸走筋，辛走气，苦走血，咸走骨，甘走肉	《灵枢·九针论》

阴阳二十五人 第六十四

名家带你读

本篇论述了以五行为依据划分的木形之人的身体形态、性格、对疾病的耐受能力等。

🌀 **木形之人，比于上角，似于苍帝，其为人苍色，小头，长面，大肩背，直身，小手足，好有才，劳心，少力，多忧劳于事。能春夏不能秋冬，感而病生，足厥阴佗（tuó）佗然。大角之人，比于左足少阳，少阳之上遗遗然。左角之人，比于右足少阳，少阳之下随随然。钛角之人，比于右足少阳，少阳之上推推然。判角之人，比于左足少阳，少阳之下栝（tiǎn）栝然。**

佗佗然：雍然自得之貌。

随随然：顺从的样子。

栝栝然：正直的样子。

【白话译文】

木型的人，属于木音中的上角，其形体特征和性格特点是皮肤苍色，像东方的苍帝一样，头小，面长，肩背宽大，身直，手足小，有才智，好用心机，体力不强，多忧劳于事物，对时令季节的适应是耐受春夏，不耐秋冬，秋冬季节容易感受病邪而发生疾病。这一类型的人，属于足厥阴肝经，其性格特点是柔美而安重，是禀受木气最全的人。另外还有四种禀受木气不全的人，分左右上下四种：

🌀 194

左上方，在木音中属于大角一类的人，类属于左足少阳经之上，其性格特点是逶迤而美长。右下方，在木音中属于左角一类的人，类属于右足少阳经之下，其性格特点是过于随和顺从、唯唯诺诺。右上方，在木音中属于钛角一类的人，类属于右足少阳经之上，其性格特点是努力、进取。左下方，在木音中属于判角一类的人，类属于左足少阳经之下，其性格特点是刚直不阿。

阴阳二十五人的形态

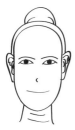

木形人

皮肤苍色，头小，面长，肩背宽大，身直，手足小，有才智，好用心机，体力不强，多劳于事物，能受春夏，不能受秋冬。

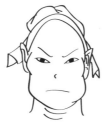

火形人

皮肤色赤，脊背宽广，面瘦，头手足小，思路敏捷，有气魄，不贪财，缺少信心，性情躁急，能受春夏的温暖，不能受秋冬的寒凉。

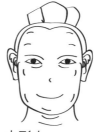

土形人

皮肤呈黄色，面圆，头大，肩背丰满健美，腹大，手足小，肌肉丰实。能受秋冬的寒冷，不能受春夏的温热。

读书笔记

金形人

脸型方，皮肤白色，小头，小手足，行动轻快，禀性廉洁，性急，有决断之才。能受秋冬的寒冷，不能耐受春夏的温热。

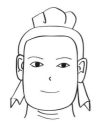

水形人

黑色皮肤，面多皱纹，大头，两肩小，腹部大，对人不恭不畏。善于欺诈，容易因犯罪而被杀死。能受秋冬的寒冷，不能受春夏的温热。

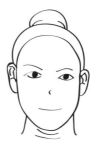

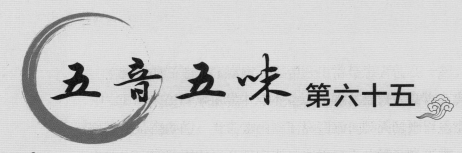

五音五味 第六十五

本篇论述了女性、天宦不生须的原因。

☙ **黄帝曰：妇人无须者，无血气乎？**

岐伯曰：冲脉、任脉皆起于胞中，上循背里，为经络之海。其浮而外者，循腹右上行，会于咽喉，别而络唇口。血气盛则充肤热肉，血独盛则澹渗皮肤，生毫毛。今妇人之生，有余于气，不足于血，以其数脱血也，冲任之脉，不荣口唇，故须不生焉。

澹渗：血液慢慢渗渍皮肤。

数脱血：指女性月月行经。

✎ 读书笔记

【白话译文】

黄帝问：女性没有胡须，是没有血气吗？

岐伯回答：冲脉和任脉都起于胞中，沿脊背里侧向上循行，是经脉和络脉气血会聚的场所。其浮行在体表的，沿腹部上行，在咽喉部相交会，其中的一条分支，从咽喉部别行环绕于口和唇的周围。血气充盛则肌肤得到气血温煦和濡养而肌肉丰满，皮肤润泽，只有营血亢盛且渗灌到皮肤中，毫毛才会生长。女性的生理特征是气有余、血不足，其原因是每月均有月经排出，冲任之脉的血气，不能营养口唇，所以女性不生胡须。

黄帝曰：其有天宦者，未尝被伤，不脱于血，然其须不生，其故何也？

天宦：指先天生殖器发育不全的人。

岐伯曰：此天之所不足也，其任冲不盛，宗筋不成，有气无血，唇口不荣，故须不生。

【白话译文】

黄帝问：有人是天阉，宗筋没受外伤，也不像女性那样定期排出月经，但是也不长胡须，这是什么原因呢？

岐伯回答：这是先天生理上的缺陷，其任、冲二脉不充盛，生殖器发育也不健全，虽然有气，而血不足，不能上行营养唇口，所以不能生长胡须。

任、督二脉决定胡须的有无

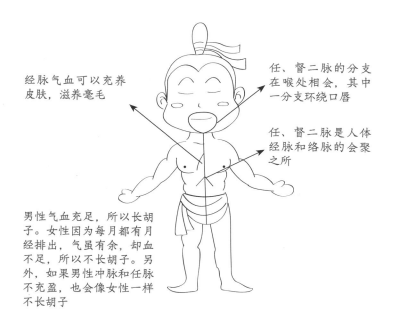

经脉气血可以充养皮肤，滋养毫毛

任、督二脉的分支在喉处相会，其中一分支环绕口唇

任、督二脉是人体经脉和络脉的会聚之所

男性气血充足，所以长胡子。女性因为每月都有月经排出，气虽有余，却血不足，所以不长胡子。另外，如果男性冲脉和任脉不充盈，也会像女性一样不长胡子

读书笔记

百病始生 第六十六

本篇论述了由六气和情志因素引发疾病的道理。

🌀 黄帝问于岐伯曰：夫百病之始生也，皆生于风雨寒暑，清湿喜怒。喜怒不节则伤脏，风雨则伤上，清湿则伤下。三部之气，所伤异类，愿闻其会。

岐伯曰：三部之气各不同，或起于阴，或起于阳，请言其方。喜怒不节，则伤脏，脏伤则病起于阴也；清湿袭虚，则病起于下；风雨袭虚，则病起于上，是谓三部。至于其淫泆，不可胜数。

清湿：指偏于寒凉的湿邪而言。清，清凉。

方：指义。

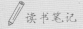读书笔记

【白话译文】

黄帝问岐伯：各种疾病开始产生，都是由于风、雨、寒、暑、凉、湿邪气和喜怒情志造成的。喜怒不加节制，则会使内脏受损伤。风雨寒暑之邪，则伤人体上部；感受清冷阴湿之气，则伤人体下部。喜怒、风雨、清湿三种不同性质的邪气，所伤及人体的部位是各不相同的，我想听

听这其中的要领。

岐伯回答：喜、怒、哀、乐是人的情感，风、雨、寒、暑属于气候变化，阴冷潮湿则为大地环境，从致病的角度，它们是三种不同性质的邪气，所以有的先发生在阴分，有的先发生在阳分，我就此讲讲其中的道理。如果喜怒不节制，则会伤于内脏，内脏属阴，内脏受伤则病发于阴分；阴冷潮湿这种邪气容易乘虚侵害人体下部，所谓病起于下。风雨之邪气亦袭击人体上部虚弱之处，所以病起于人体上部，这就是三部之气所侵犯的人体内与外之上下三部。至于邪气侵袭人体而引起的各种变化，就更加复杂，难以计数了。

疾病的产生

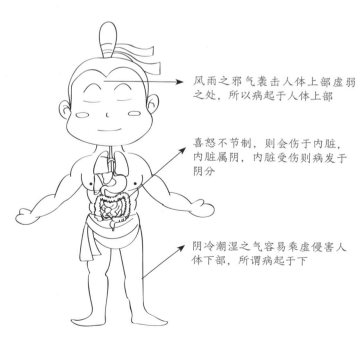

风雨之邪气袭击人体上部虚弱之处，所以病起于人体上部

喜怒不节制，则会伤于内脏，内脏属阴，内脏受伤则病发于阴分

读书笔记

阴冷潮湿之气容易乘虚侵害人体下部，所谓病起于下

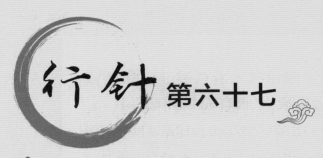

行针 第六十七

本篇论述了人体内阴阳之气的多少对针刺时反应的影响。人体内阴阳之气的多少，影响针刺时得气的快慢和针刺时患者反应的强烈程度。

往：至。

熇熇：火热炽盛。

扬：散。

✒读书笔记

> 🌀 岐伯曰：重阳之人，其神易动，其气易往也。
>
> 黄帝曰：何谓重阳之人？
>
> 岐伯曰：重阳之人，熇（hè）熇高高，言语善疾，举足善高，心肺之脏气有余，阳气滑盛而扬，故神动而气先行。
>
> 黄帝曰：重阳之人而神不先行者，何也？
>
> 岐伯曰：此人颇有阴者也。

【白话译文】

岐伯说：重阳的人，其神气易于激动，针刺时容易气至。

黄帝问：重阳类型的人是什么样呢？

岐伯回答：重阳之人，阳气偏盛，其气如同火一般炽盛，说话很快，趾高气扬，因为这种人的心肺脏气有余，功能旺盛，阳气充盛滑利而益发激扬，所以他的神气易于激动而对针刺反应强烈。

黄帝问：重阳之人而神气不先激动的，这是为什么呢？

岐伯回答：这种人虽然阳气炽盛，但阴气也盛，阳中有阴。

黄帝曰：何以知其颇有阴者也？

岐伯曰：多阳者多喜，多阴者多怒，数怒者易解，故曰颇有阴。其阴阳之离合难，故其神不能先行也。

【白话译文】

黄帝问：根据什么就知道其多有阴气呢？

岐伯回答：多阳的人情绪高涨，精神愉快，常喜形于色。多阴者精神抑郁而常恼怒不快，好发脾气，但也很容易缓解，所以说阳气偏盛而又多有阴气，阳为阴滞，阴阳离合困难，神气就不易激动，反应也不那么强烈。

黄帝曰：其气与针相逢奈何？

岐伯曰：阴阳和调，而血气淖泽滑利，故针入而气出，疾而相逢也。

【白话译文】

黄帝问：有的人针刺后很快得气，这是为什么呢？

岐伯回答：这是因为人的阴阳均衡协调，气血濡润和畅，所以进针以后就很快出现得气的反应。

读书笔记

黄帝曰：针已出而气独行者，何气使然？

岐伯曰：其阴气多而阳气少。阴气沉而阳气浮。沉者内藏，故针已出，气乃随其后，故独行也。

黄帝曰：数刺乃知，何气使然？

岐伯曰：此人之多阴而少阳，其气沉而气往难，故数刺乃知也。

【白话译文】

黄帝问：有的人在出针之后才出现反应，这是什么气的作用使他出现这种情况呢？

岐伯回答：因为这种人多阴而少阳，阴的性质主沉降，阳的性质主升浮，阴偏盛则沉潜敛藏占优势，所以针刺时反应迟缓，当出针以后，阳气随其针而上浮，才出现反应。

黄帝问：经过数次针刺后才见效，是什么道理呢？

岐伯回答：因为这种人多阴而少阳，其气机沉潜至深，反应低下而气难至，对针刺极不敏感，所以通过几次针刺后才出现反应。

读书笔记

阴阳之气的多少对针刺反应的影响

阴阳之气的多少	针刺时的表现
阳气很重	神情易激动，对针刺反应强烈
阳气和阴气都很盛	对针刺反应强烈
阴阳之气均衡协调	针刺后能很快得气
阴气多阳气少	针刺后才出现反应
阴气很重而阳气很少	针刺数次后才有反应

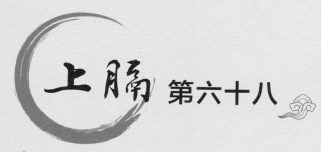

上膈 第六十八

名家带你读

　　本篇论述了上膈证和下膈证的形成过程和治疗方法。着重阐述了属于下脘虫积成痈的下膈证的病因、症状和治疗方法。

　　黄帝曰：气为上膈者，食饮入而还出，余已知之矣；虫为下膈，下膈者，食晬（zuì）时乃出，余未得其意，愿卒闻之。

　　岐伯曰：喜怒不适，食饮不节，寒温不时，则寒汁流于肠中，流于肠中则虫寒，虫寒则积聚，守于下管，则肠胃充郭，卫气不营，邪气居之。人食则虫上食，虫上食则下管虚，下管虚则邪气胜之，积聚以留，留则痈成，痈成则下管约。其痈在管内者，即而痛深；其痈在外者，则痈外而痛浮，痈上皮热。

【白话译文】

　　黄帝问：因为气机郁结在上，形成食后即吐的上膈证，我已经知道了。至于因虫积在下所形成的下膈证，食后经过一天左右才吐出，我还不甚了解其中的道理，希望

上膈：食后即吐的噎膈证，俗称"膈食"。

下膈：食后经一定时间，仍复吐出的病证，属反胃之类。

食晬时乃出：饮食一昼夜后仍复吐出。晬，一周时。

✎ 读书笔记

你详尽地给我讲讲。

　　岐伯回答：喜怒情志不遂，饮食不节制，寒温不调，那么脾胃运化功能失常，使寒湿流注于肠中，肠中寒湿流注，使肠寄生虫觉得寒冷，虫得寒湿便积聚不去，盘踞在下脘，因此肠胃形成壅塞，使阳气不得温通，邪气也就积留在这里。进餐时，寄生虫闻到气味，便上行觅食，使下脘空虚，邪气就乘虚侵入，积留日久而形成痈肿。内部痈肿使得肠管狭窄而传化不利，所以食后经过一天的时间，仍会吐出。至于痛在下脘之内的，痛的部位较深；痈肿发生在下脘外面的，疼痛的部位较浅，同时，在发生痈的部位皮肤发热。

吃入的食物又被吐出的原因

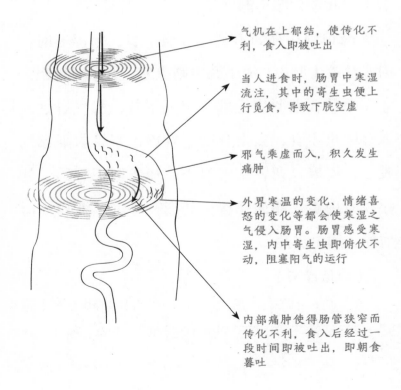

气机在上郁结，使传化不利，食入即被吐出

当人进食时，肠胃中寒湿流注，其中的寄生虫便上行觅食，导致下脘空虚

邪气乘虚而入，积久发生痈肿

外界寒温的变化、情绪喜怒的变化等都会使寒湿之气侵入肠胃。肠胃感受寒湿，内中寄生虫即俯伏不动，阻塞阳气的运行

内部痈肿使得肠管狭窄而传化不利，食入后经过一段时间即被吐出，即朝食暮吐

读书笔记

忧恚无言 第六十九

带你读

　　本篇主要是黄帝向少师请教人由于突然忧郁和愤怒，引起不能发声的原因，阐述了人的发声系统和由于气机不畅而引起失音证的机制。

　　🌀 咽喉者，水谷之道也。喉咙者，气之所以上下者也。会厌者，音声之户也。口唇者，音声之扇也。舌者，音声之机也。悬雍垂者，音声之关也。颃颡者，分气之所泄也。横骨者，神气所使，主发舌者也。故人之鼻洞，涕出不收者，颃颡不开，分气失也。是故厌小而疾薄，则发气疾，其开阖利，其出气易；其厌大而厚，则开阖难，其气出迟，故重言也。人卒然无音者，寒气客于厌，则厌不能发，发不能下，至其开阖不致，故无音。

横骨：喉上之软骨。

重言：言语不利，俗称口吃之类。

✎ 读书笔记

【白话译文】

　　咽部是人体水谷进入的通路。喉咙下通于肺，是气息呼吸出入的道路。会厌是人体发出声音的门户。口唇的开张和闭合，犹如开启言语声音的两扇门。舌头是人体发声的器官。悬雍垂是发声的关键所在。颃颡是人体鼻涕和唾液的分出所在。横骨因舌骨横于舌根而得名，受意识支配，是控制舌体运动的组织。所以人的鼻孔流涕而不能收敛的，是因为颃颡不开，分气失职。会厌薄小的人一般呼吸畅快，开合流利，所以语言流畅；如果人体会厌大而厚的，就开合不利，亦即出气迟缓，故言语重而口吃。人突然失声，是因为会厌感受了风寒之邪，气道不利，会厌启闭失常，气机不畅，发声器官功能失调，就形成了所谓的失音证。

人体的发声器官

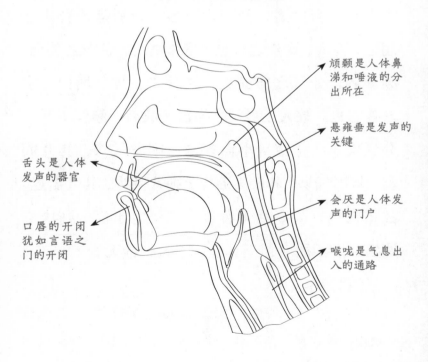

颃颡是人体鼻涕和唾液的分出所在

悬雍垂是发声的关键

舌头是人体发声的器官

会厌是人体发声的门户

口唇的开闭犹如言语之门的开闭

喉咙是气息出入的通路

读书笔记

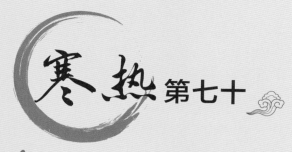

寒热 第七十

本篇主要论述了瘰疬病是鼠瘘寒热之毒气留于经脉而不去造成的，还介绍了通过察目法推断瘰疬病生死的方法。

🌀 **黄帝问于岐伯曰：寒热瘰疬在于颈腋者，皆何气使生？**

岐伯曰：此皆鼠瘘寒热之毒气也，留于脉而不去者也。

黄帝曰：去之奈何？

岐伯曰：鼠瘘之本，皆在于脏。其末上出于颈腋之间。其浮于脉中，而未内著于肌肉，而外为脓血者，易去也。

鼠瘘：瘰疬破溃后，流脓稀薄，久不收口即为鼠瘘。

📝 读书笔记

【白话译文】

黄帝问岐伯：发冷、发热的瘰疬病，多发生在颈部和腋下，这是为什么呢？

岐伯回答：这都是鼠瘘的寒热毒气滞留于经脉之中而不能消除所造成的。

黄帝问：这种病能否消除呢？

岐伯回答：鼠瘘病的根本是在内脏，而它所表现出来的症状却在颈部和腋下。如果毒气只在表浅的经脉中浮游，而没有停留在深部的肌肉造成腐烂成脓血的，便容易治疗。

🌀 **黄帝曰：去之奈何？**

岐伯曰：请从其本引其末，可使衰去，而绝其寒热。审按其道以予之，徐往徐来以去之。其小如麦者，一刺知，三刺而已。

本引其末："本"谓脏。"末"谓瘘处。

【白话译文】

黄帝问：用什么办法消除呢？

岐伯回答：应从病的根源上着手治疗，以扶助正气，并通过治疗引导外在的瘰疬毒邪消散，以消除发冷、发热的症状。仔细检查病变的脏腑和经脉，按经取穴，针刺时应当缓慢进针缓慢出针，除去毒气。瘰疬初起，形小如麦粒者，针刺一次便能见效，针刺三次就可痊愈。

🌀 **黄帝曰：决其生死奈何？**

岐伯曰：反其目视之，其中有赤脉，上下贯瞳子，见一脉，一岁死；见一脉半，一岁半死；见二脉，二岁死，见二脉半，二岁半死，见三脉，三岁而死。见赤脉不下贯瞳子，可治也。

反：翻开的意思。

赤脉：指红色脉络。

【白话译文】

黄帝问：如何判断瘰疬病的预后呢？

岐伯回答：判断瘰疬病预后的方法是翻开患者的眼睑进行观察，若眼中有红色的脉络，上下贯通瞳子，便是病情恶化的征兆。如果只见一条脉络，患者在一年内就要死亡；出现一条半脉络，死期为一年半之内；出现两条脉络，死期为两年之内；见两条半脉络，患者在两年半内死亡；见三条脉络，患者在三年内死亡。若只有红色的脉络而没有贯通瞳子，尚能够治疗。

读书笔记

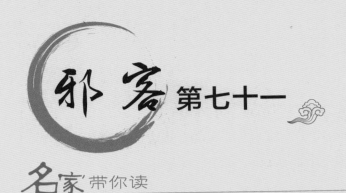

邪客 第七十一

名家带你读

本篇分析了手少阴经没有腧穴的原因、针刺治疗的方法和技巧。

心主之脉：包络为心之外卫，而受心所主宰，所以称之为心主之脉。

读书笔记

黄帝曰：手少阴之脉，独无腧，何也？

岐伯曰：少阴，心脉也。心者，五脏六腑之大主也，精神之所舍也，其脏坚固，邪弗能容也。容之则心伤，心伤则神去，神去则死矣。故诸邪之在于心者，皆在于心之包络，包络者，心主之脉也，故独无腧焉。

【白话译文】

黄帝问：为什么只是手少阴经脉没有腧穴呢？

岐伯回答：手少阴心经是心所主的经脉，心是五脏六腑的主宰，是贮藏精气的内脏。其脏气坚实，邪气是不容易侵袭的，假若邪气侵袭到它，就会伤害心脏，心脏受伤，神气就会消散，神气消散了，人也就死亡了。一般各种邪气凡侵袭心脏的，都侵犯到心包络。心包络是心主之脉，取其腧穴，可以治疗心病。所以唯独手少阴心经没有腧穴。

岐伯曰：持针之道，欲端以正，安以静，先知虚实，而行疾徐，左手执骨，右手循之，无与肉果，泻欲端以正，补必闭肤，辅针导气，邪得淫泆，真气得居。

【白话译文】

岐伯说：持针的规律，首先要端正态度，心情安静，聚精会神，查明疾病的虚实，然后确定施行缓、急、补、泻的手法。针刺时用左手握住患者的骨骼，右手循摸穴位，进针不要太猛，以防肌肉裹住针。泻法应当垂直下针；施行补法，出针时必须用手按压针孔，使其闭合，在针刺过程中还应采用提、插、捻、转等辅助行针方法，以导引正气，消散邪气，真气自然就固守体内了。

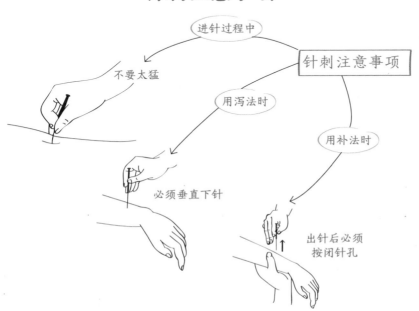

针刺注意事项

进针过程中
针刺注意事项
不要太猛
用泻法时
必须垂直下针
用补法时
出针后必须按闭针孔

无与肉果：指针刺的注意事项，即刺时不要用力过猛，防止肌肤急剧收缩，针被肉裹，发生弯针、滞针等不良后果。

读书笔记

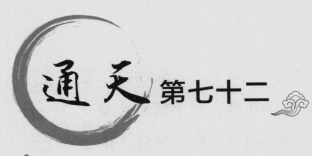

通天 第七十二

本篇指出人的体质可分为五种：太阴之人、少阴之人、太阳之人、少阳之人以及阴阳和平之人，阐述了五种类型人的性情特点。

🌊 **少师曰：太阴之人，其状黮黮然黑色，念然下意，临临然长大，䐃然未偻，此太阴之人也。少阴之人，其状清然窃然，固以阴贼，立而躁崄，行而似伏，此少阴之人也。太阳之人，其状轩轩储储，反身折䐃，此太阳之人也。少阳之人，其状立则好仰，行则好摇，其两臂两肘，则常出于背，此少阳之人也。阴阳和平之人，其状委委然，随随然，颙（yōng）颙然，愉愉然，暶（xuàn）暶然，豆豆然，众人皆曰君子，此阴阳和平之人也。**

颙颙然：态度严正而温和。

暶暶然：目光慈祥和善的样子。

【白话译文】

少师说：太阴之人，面色阴沉且黑暗，故作谦逊之态，身材本来高大，但故作卑躬屈膝之态，而并非真的患有佝偻病，这就是太阴形态的人。少阴之人，外貌状似清高，但行动鬼祟，深藏害人之心，站立时躁动不安，走路时向前俯身，这是少阴之人的形态。太阳之人，外貌高傲自尊，站在那里仰腰挺腹，显得妄自尊大，这就是太阳形态的人。少阳之人，站立时习惯于把头仰得很高，行走时习惯于摇摆身体，常常双手反挽于背后，这是少阳之人的形态。阴阳和平之人，外貌从容稳重，举止大方，性情随和，态度严肃温和，待人和颜悦色，目光慈祥和善，处事条理分明，这就是阴阳和平之人的形态。

阴阳五种人的辨别

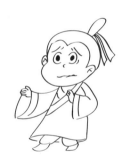

太阴之人，身材虽然高大，却故作卑躬屈膝之态

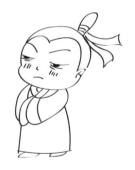

少阴之人，外貌虽然清高，但行为鬼祟

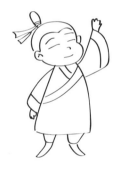

太阳之人，高傲自大

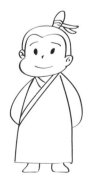

少阳之人，喜欢把头抬高，双手反背于后

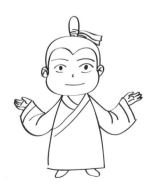

阴阳和平之人，稳重、大方、性情随和

读书笔记

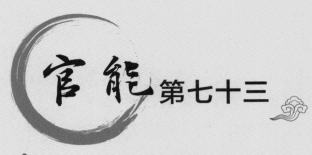

官能 第七十三

　　本篇论述了根据每个人的能力、性情、志趣和特点等的不同，传授不同的技能。

　　🌀 雷公曰：愿闻官能奈何？

　　黄帝曰：明目者，可使视色；聪耳者，可使听音；捷疾辞语者，可使传论；语徐而安静，手巧而心审谛者，可使行针艾，理血气而调诸逆顺，察阴阳而兼诸方；缓节柔筋而心和调者，可使导引行气；疾毒言语轻人者，可使唾痈咒病；爪苦手毒，为事善伤者，可使按积抑痹。各得其能，方乃可行，其名乃彰。不得其人，其功不成，其师无名。故曰：得其人乃言，非其人勿传，此之谓也。

谛：周到仔细。

疾毒言语：疾，
同嫉；毒言语，
言语刻薄的意思。

【白话译文】

雷公问：怎么样根据各人的才能而加以任用呢？

黄帝回答：眼睛明亮视力好的人，可以让他辨别五色；听觉灵敏的人，可以让他辨别声音；思维敏捷、善于言辞的人，可以让他传递话语；言语缓慢、行动安静沉稳且手巧心细的人，可以让他从事针灸治疗的实际操作，来调理气血的逆顺，观察阴阳盛衰，并可兼做处方配药的精细工作；肢节和缓、筋脉柔顺、心气平和的人，可以让他担任按摩导引来治疗疾病；生性嫉妒、言语刻薄、看不起人的，可以叫他"唾痈咒病"；指甲粗糙、下手狠、做事善损器械的，可以让他按摩积聚，抑制痹痛。按照各人的才能，发挥他们的特长，各种治疗方法就能推行。如果不能依据各人的能力去加以任用，那么事情就不会办好，老师的名声也不会显扬于外，所以说遇到可传之人才可以传授给他，没有道德才能的人就不要传授，指的就是这个道理。

读书笔记

论疾诊尺 第七十四

本篇论述了检查尺肤的缓急、大小、滑涩，肌肉的坚实与脆弱推测内在病变的方法。

痈：同"痈"，肿。

🌀 **视人之目窠上微痈，如新卧起伏，其颈脉动，时咳，按其手足上，窅而不起者，风水肤胀也。**

【白话译文】

观察到患者眼眶上微肿，就像熟睡后刚刚起床的样子，颈部动脉搏动明显，经常咳嗽，用手按压患者的手脚，按下的凹陷移手后不能很快恢复，这是风水肤胀病证。

解㑊：身体困倦，四肢懈怠无力。解，通"㑊"。

泆饮：同溢饮。

炬然：高热灼手。

🌀 **尺肤滑，其淖泽者，风也。尺肉弱者，解㑊（yì），安卧，脱肉者，寒热，不治。尺肤滑而泽脂者，风也。尺肤涩者，风痹也。尺肤粗如枯鱼之鳞者，水泆饮也。尺肤热甚，脉盛躁者，病温也，其脉盛而滑者，病且出也。尺肤寒，其脉小者，泄，少气。尺肤炬然，先热后寒者，寒热也。尺肤先寒，久大之而热者，亦寒热也。**

【白话译文】

尺肤肌肉润滑光泽的，多为风病。尺肤肌肉瘦弱松软，身体倦怠，嗜睡，卧床不起，肌肉消瘦的，是寒热虚劳之病，不容易治愈。尺肤肌肉润滑如油膏，多为风病。尺肤肌肉滞涩，多为风痹。尺部肌肤粗糙不润，像干枯的鱼鳞，是脾土虚衰、水饮不化的溢饮病。尺肤肌肉热甚，而且脉象躁动盛大，多为温病，如果见脉象盛大而滑利但不躁动，是病邪将被驱出的征象。尺部肌肤寒冷不温，脉细小无力，是泄泻或气虚的症状。尺肤高热灼手，而且先热后冷，多属寒热疾病，尺肤肌肉寒凉，如果按之过久即发热，也是多属寒热疾病。

尺肤诊断法

尺肤与全身脏腑经气相通，通过诊查尺肤的情况，作为了解全身病情的一种依据，称为"尺肤诊法"。尺肤指的是由肘至腕（手掌横纹到肘部内侧横纹）的一段皮肤。

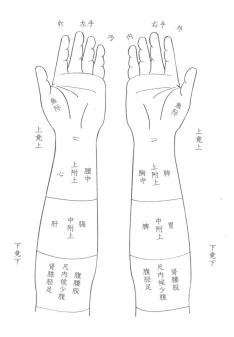

读书笔记

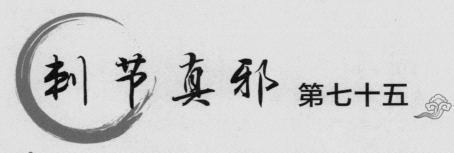

刺节真邪 第七十五

本篇论述了刺五节（振埃、发蒙、去爪、彻衣、解惑）的含义。

刺有五节：刺法
有五个简要标准。

奇输：指六腑之
别络。

相倾移：相互之
间反复变化。倾，
反复。

📝 读书笔记

黄帝问于岐伯曰：余闻刺有五节，奈何？

岐伯曰：固有五节：一曰振埃，二曰发蒙，三曰去爪，四曰彻衣，五曰解惑。

黄帝曰：夫子言五节，余未知其意。

岐伯曰：振埃者，刺外经，去阳病也。发蒙者，刺腑输，去腑病也。去爪者，刺关节肢络也。彻衣者，尽刺诸阳之奇输也。解惑者，尽知调阴阳，补泻有余不足，相倾移也。

【白话译文】

黄帝问岐伯：我听说刺法有五节之分，具体内容是怎样的呢？

岐伯回答：刺法中的确是有五节这个说法，一叫作"振埃"，二叫作"发蒙"，三叫作"去爪"，四叫作"彻衣"，五叫作"解惑"。

黄帝问：先生所谈到的这五节的方法，我还不知道它的含义是什么，请详尽地告诉我。

岐伯回答：振埃的针刺方法，就是针刺外经，治疗阳病；发蒙的针刺方法，就是指针刺六腑的腧穴，治疗腑病；去爪的针刺方法，就是针刺关节肢络；彻衣的针刺方法，就是指遍刺六腑之别络；解惑的针刺方法，就是掌握阴阳的变化，据此以补不足，泻有余，促使阴阳平衡协调。

刺五节的含义

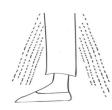

振埃

像振落尘埃一样手到病除。针刺四肢及体表的经脉，治疗阳气上逆

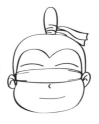

发蒙

开发蒙聩，如眼睛看不到，耳朵听不到，针刺六腑的腧穴，治疗六腑疾病

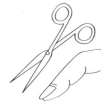

去爪

像剪去多余的指甲一样。针刺关节肢络，去掉体内多余的积水

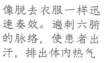
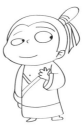

彻衣

像脱去衣服一样迅速奏效。遍刺六腑的脉络，使患者出汗，排出体内热气

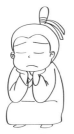

解惑

解除迷惑，如阴阳之气不调，使人意识模糊，调节人体的阴阳，使其达到平衡协调的状态

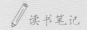
读书笔记

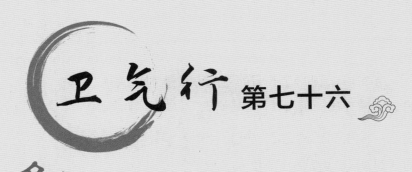

卫气行 第七十六

本篇说明了时刻和天上二十八星宿部位的换算关系。

子午为经，卯酉为纬：在十二地支与方位的配属中，子居北位，午居南位，卯居东位，酉居西位。南北为经，东西为纬，所以说子午为经，卯酉为纬。

房昴为纬，虚张为经：房星在东方，昴星在西方，虚星在北方，张星在南方，所以从房星到昴星称为"纬"，从虚星到张星称为"经"。

🌀 **黄帝问于岐伯曰：愿闻卫气之行，出入之合，何如？**

岐伯曰：岁有十二月，日有十二辰，子午为经，卯酉为纬。天周二十八宿，而一面七星，四七二十八星，房昴（mǎo）为纬，虚张为经。是故房至毕为阳，昴至心为阴，阳主昼，阴主夜。故卫气之行，一日一夜五十周于身，昼日行于阳二十五周，夜行于阴二十五周，周于五脏。

【白话译文】

黄帝问岐伯：我希望您谈一谈有关卫气的运行，以及其出入会合的情况是怎么样的。

岐伯回答：一年有十二个月，一天有十二个时辰，子位居正北方，午位居正南方，连接南北的竖线为经，卯位居正东方，酉位居正西方，连接东西的横线为纬。天体的运行环周于星宿，分布在东西南北四方，每一方各有七个星宿，四方共计二十八星宿。房宿居东方卯位，昴宿居西方酉位，所以房昴为纬；北方的虚宿与南方的张宿为经。正因为如此，从房至毕为阳，从昴至心为阴。阳主白天，阴主夜晚，一昼夜中，卫气在体内运行五十个周次，白天行于阳分二十五个周次，夜间行于阴分二十五个周次，并周行于五脏之中。

十二个时辰与二十八星宿对应图

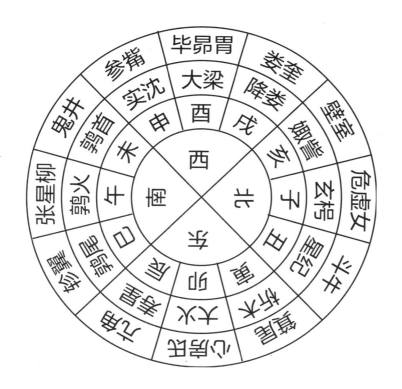

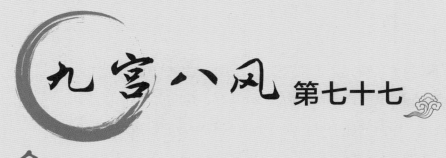

九宫八风 第七十七

名家带你读

本篇论述了九宫的划分、九宫的循环对自然物候和人事的影响。

太一：又称北辰，即北极星。

居叶蛰之宫四十六日：同类三百六十六日，分属八宫，每宫四十六日，唯阴洛、新洛两宫只有四十五日。"叶蛰"为北方吹宫，主冬至、小寒、大寒三节气。

读书笔记

太一常以冬至之日，居叶蛰之宫四十六日，明日居天留四十六日，明日居仓门四十六日，明日居阴洛四十五日，明日居天宫四十六日，明日居玄委四十六日，明日居仓果四十六日，明日居新洛四十五日，明日复居叶蛰之宫，曰冬至矣。

【白话译文】

北极星位于天极的正中，是测定方位的中心，北斗星围绕它旋转，是标定方向位置的指针，每年从冬至日这一天开始，此时北斗星斗柄指向正北方的叶蛰宫，历经冬至、小寒、大寒三个节气，在这个区域运行四十六天。期满后的第一天，时交立春节，此时北斗星移居东北方的天留宫，历经立春、雨水、惊蛰三个节气，在这区间运行四十六天。期满后的第一天，时交春分节，此时北斗星移居正东方的仓门宫，历经春分、清明、谷雨三个节气，在这个区间运行四十六天。期满后的第一天，时交立夏节，此时北斗星移居东南方的阴洛宫，历经立夏、小满、芒种三个节气，在这个区间运行四十五天。期满后的第一天，时交夏至节，此时北斗星移居正南方的上天宫，历经夏至、小暑、大暑三个节气，在这个区间运行四十六天。期满后的第一天，时交立秋节，此时北斗星移居西南方的玄委宫，历经立秋、处暑、白露三个节气，在这个区间运行四十六天。期满后的第一天，时交秋分节，此时北斗星移居正西方的仓果宫，历经秋分、寒露、霜降三个节气，在这个区间运行共四十六天。期满后的第一天，时交立冬节，此时北斗星移居西北方的新洛宫，历经立冬、小雪、大雪三个节气，在这个区间运行四十五天。期满后的第一天，就又到了冬至日，北斗星又重新指向位居正北方的叶蛰宫，历经三百六十六日（闰）回归年周期，这就是所谓的"太一游宫"。

合八风虚实邪正

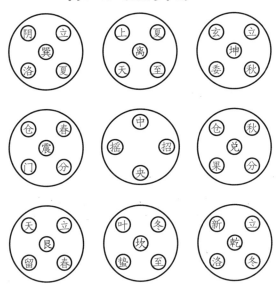

太一在九宫的运行规律

立夏 四 阴洛东南方	夏至 九 上天南方	立秋 二 玄委西南方
春分 三 仓门东方	招摇 五	秋分 七 仓果西方
立春 八 天留东北方	冬至 一 叶蛰北方	立冬 六 新洛西北方

太一日游，以冬至之日，居叶蛰之宫，数所在日，从一处至九日，复返于一，常如是无已，终而复始。

【白话译文】

太一日复一日地游历九宫的规律，从节气上来说，从冬至日这一天开始，于正北方的叶蛰宫(坎宫)，在八卦中属于一数的坎位，以此作为起点，来推算其逐日所在之处，并在各方位依次游行。其规律是：从开始必属于一数的。

坎位出发，在各个方位依次游行了九天，最后仍恢复到属于一数的坎位。经常像这样循环不休，周而复始地运行着。

九针论 第七十八

本篇论述了九针的含义与功用，讲述了人体与九野相应的情况。

岐伯曰：九针者，天地之大数也，始于一而终于九。故曰：一以法天，二以法地，三以法人，四以法时，五以法音，六以法律，七以法星，八以法风，九以法野。

律：指六律，即黄钟、大簇、姑洗、蕤宾、夷则、无射。

【白话译文】

岐伯说：九针的产生，取法于天地间普遍的数理关系。天地的数理是从一开始而终止于九的。所以第一针取法于天，第二针取法于地，第三针取法于人，第四针取法于四时，第五针取法于五音，第六针取法于六律，第七针取法于七星，第八针取法于八风，第九针取法于九野。

星：指北斗七星，即天枢、天璇、天玑、天权、玉衡、开阳、摇光。

野：指九州（冀、兖、青、徐、荆、扬、豫、梁、雍）之分野。

黄帝曰：愿闻身形，应九野，奈何？

岐伯曰：请言身形之应九野也，左足应立春，其日戊寅己丑。左胁应春分，其日乙卯。左手应立夏，其日戊辰己巳。膺喉首头应夏至，其日丙午。右手应立秋，其中戊申己未。右胁应秋分，其日辛酉。右足应立冬，其日戊戌己亥。腰尻下窍应冬至，其日壬子。六腑膈下三脏应中州，其大禁，大禁太一所在之日，及诸戊己。凡此九者，善候八正所在之处。所主左右上下身体有痈肿者，欲治之，无以其所直之日溃治之，是谓天忌日也。

【白话译文】

黄帝问：希望听您谈一谈人体各部与九野是怎样对应的。

岐伯回答：请让我讲一讲人的身形与九野对应的情况。人的左脚位居东北方的艮宫，在节气与立春节相应，其所值的是戊寅日、己丑日；左胁位居东方的震宫，在节气与春分节相应，其所值的是乙卯日；左手位居东南方的巽宫，在节气与立夏节相应，其所值的是戊辰日、己巳日；胸膺、咽喉、头面位居正南方的离宫，在节气与夏至节相应，正是阳气极盛的时候，其所值的是丙午日；右手位居西南方的坤宫，在节气与立秋节相应，其所值的是戊申日、己未日；右胁位居正西方的兑宫，在节气与秋分节相应，其所值的是辛酉日；右脚位居西北方的乾宫，在节气与立冬节相应，其所值的是戊戌日、己亥日；腰、尾骶、下窍位居北方的坎宫，在节气与冬至节相应，这时阴气极盛，其所值的是壬子日；六腑以及位居膈下的肝、脾、肾三脏与中央宫相应，它的大禁日期，为太一移居各宫所在之日，以及各个戊、己日。掌握了人体这九个部位与九个方位的对应关系，就可以推测八方当令节气所在，以及与身形上下左右的对应部位。如果身体某一部位生了痈肿，要进行治疗，切不可在它相应的时日里，刺破排脓，这就是所谓的"天忌日"。

人体九宫

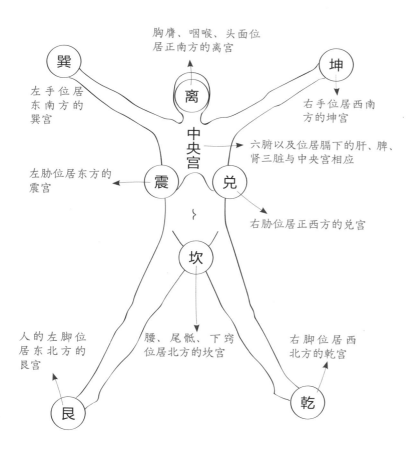

胸膺、咽喉、头面位居正南方的离宫

左手位居东南方的巽宫

右手位居西南方的坤宫

六腑以及位居膈下的肝、脾、肾三脏与中央宫相应

左胁位居东方的震宫

右胁位居正西方的兑宫

人的左脚位居东北方的艮宫

腰、尾骶、下窍位居北方的坎宫

右脚位居西北方的乾宫

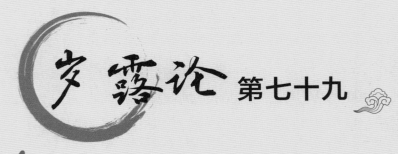

岁露论 第七十九

本篇论述了日月运行对人体气血变化的影响。

郄：闭的意思。

烟垢着：形容皮肤脂垢较多，有体表肥固的意思。

腠理：指皮肤的纹理。

✎ 读书笔记

🌀 **少师曰：人与天地相参也，与日月相应也。故月满则海水西盛，人血气积，肌肉充，皮肤致，毛发坚，腠理郄，烟垢著。当是之时，虽遇贼风，其入浅不深。至其月郭空，则海水东盛，人气血虚，其卫气去，形独居，肌肉减，皮肤纵，腠理开，毛发残，膲理薄，烟垢落。当是之时，遇贼风则其入深，其病人也卒暴。**

【白话译文】

少师说：人与天地自然的变化密切相关，同时日月运行亏满的情况也会对人体产生影响。所以，当月圆的时候，海水向西涌盛形成大潮，此时人体气血也相应的充盛，血气充实，则肌肉坚实，皮肤致密，毛发坚韧，腠理闭塞，皮脂多而表固，在这个时候，虽然遇到了贼风邪气的侵入，但邪气只是浅入而没有深入。如果到了月亮亏缺的时候，海水向东涌盛形成大潮，这时人体气血相应虚弱，体表卫气衰退，形体独居于外，肌肉消减，皮肤弛缓，腠理开泄，毛发摧残，肌肤的纹理疏薄，皮脂剥落，体瘦表虚，在这个时候，若遇到贼风邪气的侵袭，邪气就容易深陷入里，发病也急暴。

日月运行对人体气血变化的影响

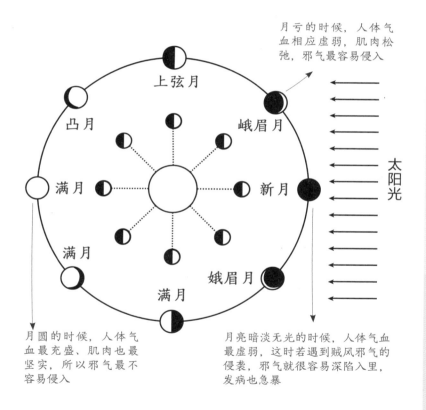

月亏的时候，人体气血相应虚弱，肌肉松弛，邪气最容易侵入

上弦月

凸月

峨眉月

太阳光

满月

新月

满月

娥眉月

满月

月圆的时候，人体气血最充盛、肌肉也最坚实，所以邪气最不容易侵入

月亮暗淡无光的时候，人体气血最虚弱，这时若遇到贼风邪气的侵袭，邪气就很容易深陷入里，发病也急暴

读书笔记

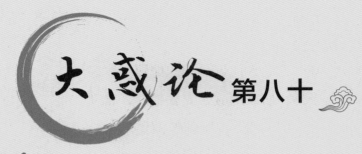

大惑论 第八十

名家带你读

本篇论述了人的眼睛是由五脏之精气所充养，眼睛的各部分分属于五脏，眼睛由"目系"联属于脑的理论；分析了视歧发生的原因。

瞳子：即瞳孔。

撷：包裹的意思。

项：颈的后部。

✎读书笔记

五脏六腑之精气，皆上注于目而为之精。精之窠为眼，骨之精为瞳子，筋之精为黑眼，血之精为络，其窠气之精为白眼，肌肉之精为约束。裹撷（xié）筋骨血气之精，而与脉并为系，上属于脑，后出于项中。故邪中于项，因逢其身之虚，其入深，则随眼系以入于脑，入于脑则脑转，脑转则引目系急，目系急则目眩以转矣。邪其精，其精所中不相比也，则精散，精散则视歧，视歧见两物。

【白话译文】

人体五脏六腑的精气，都向上输注于眼目之中，从而产生精明视物的作用。在这些精气汇集之处，合并而成眼目。其中肾的精气注于瞳孔，肝的精气注于黑眼，心的精气注于血络内外眦的血络，肺的精气注于白眼，脾的精气注于眼胞。脾的精气包罗了肾、肝、心、肺等的精气，与脉合并便成为"目系"，它上行联属于脑，向后与项部中间相联系。当邪袭于项部，乘人体虚弱而向深部发展时，邪气沿着目系深入于脑，从而发生头晕脑转，脑转又会牵引目系抽急而出现两目眩晕的症状。这种现象是由于邪气伤害了内脏之精，因而内脏之精便不能普遍输注，而使精气离散，出现视歧的现象，所谓"视歧"，指看东西有重影。

视歧的发生

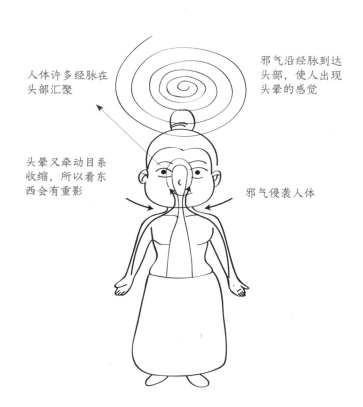

人体许多经脉在头部汇聚

邪气沿经脉到达头部，使人出现头晕的感觉

头晕又牵动目系收缩，所以看东西会有重影

邪气侵袭人体

读书笔记

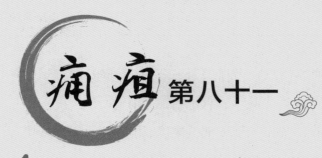

痈疽 第八十一

本篇论述了痈和疽的名称、形状和辨别方法。

🌀 黄帝曰：夫子言痈疽，何以别之？

岐伯曰：营卫稽留于经脉之中，则血泣而不行，不行则卫气从之而不通，壅遏而不得行，故热。大热不止，热胜则肉腐，肉腐则为脓，然不能陷，骨髓不为燋枯，五脏不为伤，故命曰痈。

【白话译文】

黄帝问：您所说的痈疽，用什么方法来进行区别呢？

岐伯回答：营气滞留在经脉之中，使血液凝涩而不循行，那么卫气就随之受阻而不畅通，并阻塞于内，因而生热。如果大热不止，热盛则使肌肉腐烂化脓。但其不能内陷，不会使骨髓焦枯，五脏也不会受到伤害，所以叫作"痈"。

淳：大。

🌀 黄帝曰：何谓疽？

岐伯曰：热气淳盛，下陷肌肤，筋髓枯，内

连五脏，血气竭，当其痈下，筋骨良肉皆无余，故命曰疽。疽者，上之皮夭以坚，上如牛领之皮；痈者，其皮上薄以泽。此其候也。

夭：黑暗无泽。

如牛领之皮：领，颈项的意思。牛领之皮，形容其厚的意思。

【白话译文】

黄帝问：什么叫作"疽"呢？

岐伯回答：热气充盛，脓毒深陷于肌肤的内部，使筋膜溃烂，骨髓焦枯，同时还影响五脏，血气枯竭，以致痈肿部分的肌肉筋骨全都溃烂无余，所以叫作"疽"。疽的特征是皮色黑暗而不润泽，质地坚硬如牛颈之皮；痈的特征是皮薄而光亮，触之较软。这就是痈和疽的区别。

痈和疽的区别

区别 / 病名	痈	疽
属性	阳证	阴证
初病	急暴	缓慢
深浅	皮肉之间	筋骨之间
颜色	红色，表皮发红	白色，皮色不变
肿状	高肿根束	漫肿或无根
疼痛	剧烈	不痛或微痛
热度	灼热	不热或微热
脓液	黏稠	稀薄
轻重	易消、易溃、易敛	难消、难溃、难敛
预后	良好	较差

读书笔记